序　言

　　《黄帝内经》简称《内经》，是中国古老文化最重要的经典之一，是中医的理论根源。分为《素问》《灵枢》两部分，分别有81篇，相传起源于轩辕黄帝。全书托名黄帝、岐伯、雷公等上古之人以问答的形式而形成每一篇章，各有所主，各有所重。

　　《素问》着重探讨阴阳五行的理论与人的生理病理以及治国理政的关系，其哲学思辨的意义决定了其在中国古代哲学思想史上的重要地位，成为黄老之学最重要的经典理论；《灵枢》既有对《素问》理论的解析和诠释，又着力于全面介绍人体的生理结构、骨骼穴位以及病象病因和阴阳五行之气的密切关系，是实用性极强的中医诊断学的基础理论专著。

　　《黄帝内经》全书的要旨是要寻求长寿养生之道、治病救人之法，重点论述人的身体健康与否与天地阴阳、四时五行等自然变化的关系，阐述了人体的五脏六腑的健康和饮食营养、摄生养气的关系，详细解析了针刺调理的原则和经络、穴位、手法及其效果，主张遵循自然无为之道，顺应四时变化的规律，调整自身的活动，调节四肢百骸和经络的运行状态，认为只有善于保养自己的真精真气，才能通过养生达到益寿延年的效果。

　　《黄帝内经》与《难经》《伤寒杂病论》《神农本草经》合称为中国传统医学四大经典，是我国医学宝库中现存成书最早的一部医学典籍，它是中国古代研究生理学、病理学、诊断学和药物学的医学巨著，它建立了"阴阳五行学说""脉象学说""藏象学说"等中医学理论。

　　《黄帝内经》的知识体系非常复杂，尤其是关于经络和穴位针刺的部分，没有相当的医学专业的知识背景，一般人很难理解得了。本书基于推广传统中医养生的理论和中国传统哲学的阴阳学说的目的，撷取其中具有代表性的篇章予以注释翻译，希望读者能够从中得到启发，成为保生养生的参考。其中许多语句极其富有哲理，如"是故圣人不治已病，治未病；不治已乱，治未乱。""阳病治阴，阴病治阳，定其血气，各守其乡。""敬之者昌，慢之者亡，无道行私，必得夭殃。""善言始者，必会于终；善言近者，必知其远。""道者，上知天文，下知地理，中知人事，可以长久。"等等，已经成为至理名言，不仅是养生治病之道，而且更成为为人处世的座右铭。读者若能得此警示，也不枉阅读本书。本书对于其中特别专业的医学技艺不便解释，因而没有入选，希望有志于此的读者求教于专业的中医学专家，以免误入歧途，悔之晚矣。

黄帝是中华民族最伟大的祖先之一，以黄老思想所衍生的道家文化是中国传统文化的根基，黄帝的出生之年被确定为道历纪元的开始，道家也以黄帝为始祖、老子为道祖，因而《黄帝内经》与《道德经》成为道教最重要的经典。阅读本书对于深刻领会道家理论应该大有裨益。由于笔者水平有限，错误之处定有不少，还望方家批评指正。

道历四七一四年，岁在丁酉，李郁于西安明珠苑四合斋。

中华国学经典精粹

黄帝内经

文白对照·图文版

【上古】黄帝 岐伯 等 撰

李郁 任兴之 编译

陕西新华出版 三秦出版社

图书在版编目(CIP)数据

黄帝内经 /(上古)黄帝等撰;李郁,任兴之编译.
—西安:三秦出版社,2018.1(2023.9 重印)
ISBN 978-7-5518-1748-6

Ⅰ.①黄… Ⅱ.①黄…②李…③任… Ⅲ.《内经》
Ⅳ.① R221

中国版本图书馆 CIP 数据核字(2017)第 329000 号

黄帝内经

[上古]黄帝　岐伯等撰　李郁　任兴之　编译

出版发行	三秦出版社
社　　址	西安市雁塔区曲江新区登高路 1388 号
电　　话	(029)81205236
邮政编码	710061
印　　刷	河北鑫兆源印刷有限公司
开　　本	850mm×1168mm　1/32
印　　张	6.125
字　　数	185 千字
版　　次	2018 年 5 月第 1 版
印　　次	2023 年 9 月第 2 次印刷
标准书号	ISBN 978-7-5518-1748-6
定　　价	28.00 元
网　　址	http://www.sqcbs.cn

目 录

上卷　素问篇

上古天真论篇第一 …………………………………… 1
四气调神大论篇第二 ………………………………… 7
生气通天论篇第三 …………………………………… 12
金匮真言论篇第四 …………………………………… 18
阴阳应象大论篇第五 ………………………………… 23
阴阳离合论篇第六 …………………………………… 34
阴阳别论篇第七 ……………………………………… 35
灵兰秘典论篇第八 …………………………………… 37
六节脏象论篇第九 …………………………………… 39
五脏生成篇第十 ……………………………………… 46
五脏别论篇第十一 …………………………………… 51
异法方宜论篇第十二 ………………………………… 53
移精变气论篇第十三 ………………………………… 55
汤液醪醴论篇第十四 ………………………………… 59
经脉别论篇第二十一 ………………………………… 62
宣明五气篇第二十三 ………………………………… 64
宝命全形论篇第二十五 ……………………………… 67
八正神明论篇第二十六 ……………………………… 72
太阴阳明论篇第二十九 ……………………………… 77
气厥论篇第三十七 …………………………………… 80
咳论篇第三十八 ……………………………………… 82
风论篇第四十二 ……………………………………… 85
痹论篇第四十三 ……………………………………… 89
痿论篇第四十四 ……………………………………… 94

厥论篇第四十五	98
刺要论篇第五十	102
刺齐论篇第五十一	104
刺志论篇第五十三	105
经络论篇第五十七	106
气穴论篇第五十八	107
水热穴论篇第六十一	110
调经论篇第六十二	111
四时刺逆从论篇第六十四	113
天元纪大论篇第六十六	115
五运行大论篇第六十七	118
六微旨大论篇第六十八	125
交变大论篇第六十九	130
五常政大论篇第七十	136
著至教论篇第七十五	142
疏五过论篇第七十七	145
徵四失论篇第七十八	148
方盛衰论篇第八十	151
解精微论篇第八十一	152

下卷 灵枢篇

九针十二原第一　法天	157
小针解第三　法人	162
根结第五　法音	168
终始第九　法野	170
营卫生会第十八	172
师传第二十九	173
五癃津液别第三十六	176
阴阳清浊第四十	178
淫邪发梦第四十三	180
五变第四十六	182
天年第五十四	187

上卷　素问篇

上古天真论篇第一

【提要】

本篇提出了一个人类最关心的问题：上古之人可以活到百岁，依然动作敏捷；而当代的人为什么会年过半百就开始衰老了呢？黄帝和岐伯围绕这个问题展开讨论，从而提出了"知道""法阴阳""形与神俱""虚邪贼风""恬淡虚无"等概念，指出男女在不同年龄阶段的生理特征，分析了古今人物在饮食起居等方面的不同表现，提出顺应自然、协调阴阳、修身养性的重要性。最后论述了真人、至人、圣人和贤人的养生境界和修炼方法。

【原文】

昔在黄帝，生而神灵，弱而能言，幼而徇齐①，长而敦敏②，成而登天。

乃问于天师曰：余闻上古之人，春秋皆度百岁，而动作不衰；今时之人，年半百而动作皆衰者，时世异耶？人将失之耶③？

岐伯对曰：上古之人，其知道者④，法于阴阳⑤，和于术数⑥，食饮有节，起居有常，不妄作劳，故能形与神俱⑦，而尽终其天年，度百岁乃去。今时之人不然也，以酒为浆，以妄为常，醉以入房，以欲竭其精，以耗散其真。不知持满，不时御神，务快其心，逆于生乐，起居无节，故半百而衰也。

【注释】

①徇齐：思维灵活，理解力强。
②敦敏：敦厚，敏捷。

③将失之:把……失去。

④知道:懂得大道。

⑤阴阳:古人指事物相对应的两个方面。此处指阴阳变化之道。

⑥术数:指策略应变之术,指应对医术、占卜、算术等所衍生的各种社会现象的方法等。

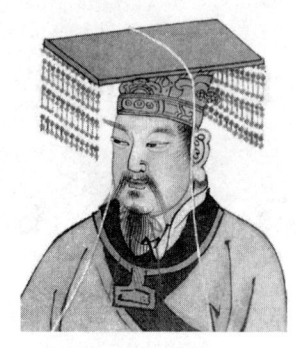

⑦形与神俱:形体与精神的统一。

【译文】

从前的黄帝,生来就是个神童,很小的时候就善于说话;幼年时就思维灵活、理解力强;长大之后,品行敦厚又行动敏捷;及至成年之时,便登上了天子之位。

于是他向天师岐伯问道:我听说上古的人,年龄都超过百岁,动作却不显衰老;现在的人,刚至半百的年岁,动作却衰弱无力了。这是由于时代不同所造成的呢,还是因为今天的人们把什么失去了才造成的呢?

岐伯回答说:上古的人,那些懂得生存之道的,取法于阴阳变化的规律,适应各种应变的策略。饮食有所节制,作息有一定规律,不胡乱操作劳动,所以形体和精神能够协调统一,而能够享尽自然的寿命,超过百岁才离开人世;现在的人就不是这样了,他们把酒当作好喝的浆汁,使荒唐的生活作为常态,喝醉了酒却要行房,以致恣情纵欲而使精气衰竭,从而使真气耗散。正是因为他们不知保持精气的充满,不时常保护精神,而贪图一时之快,违背了人生快乐的根本,作息没有规律,所以到半百之年就衰老了。

【原文】

夫上古圣人之教也,下皆为之。虚邪贼风①,避之有时,恬惔虚无②,真气从之,精神内守,病安从来?是以志闲而少欲,心安而不惧,形劳而不倦,气从以顺,各从其欲,皆得所愿。故美其食,任其服,乐其俗,高下不相慕,其民故自朴。是以嗜欲不能劳其目,淫邪不能惑其心,愚智贤不肖③,不惧于物，故合于道。所以能年皆度百岁而动作不衰者，以其德全不危故也。

【注释】

①贼风：即邪风，不合四时的非正常的风，对身体有害。

②恬惔虚无：恬惔，指清静安闲；虚无，指心无杂念。恬惔虚无，指内心清静安闲没有杂念。

③愚智贤不肖：愚笨的、聪明的，优秀的、差等的。

【译文】

上古时期，对于圣人的教导，下边的普通人都能够遵守。对于虚邪贼风等致病因素能够及时避开，而且他们清静安闲，没有私心妄念，所以真气通畅，精神内敛，持守于内，疾病从哪里而来？因此，人们的心志安闲，少有欲望，心志安定而没有担忧，形体劳作而不疲倦，真气因而通顺，各人都能从心所欲，愿望得到满足。所以人们无论吃什么食物都觉得甜美，随便穿什么衣服都感到满意，人们喜爱自己的风俗习惯，无论社会地位高低，却不相倾慕，老百姓因此表现得朴实无华。所以贪图欲望不会引起他们的注目，过度的邪气不能惑乱他们的心志。无论是愚笨的、聪明的，还是优秀的、能力差些的，都不受身外之物的干扰而有所动摇，所以符合养生之道。他们之所以能够年龄超过百岁而动作不显得衰老，正是由于他们的德行完满身心不被干扰危害的缘故。

【原文】

帝曰：人年老而无子者，材力尽邪？将天数然也①？

岐伯曰：女子七岁，肾气盛，齿更发长。二七，而天癸至②，任脉通，太冲脉盛，月事以时下，故有子。三七，肾气平均，故真牙生而长极。四七，筋骨坚，发长极，身体盛壮。五七，阳明脉衰，面始焦，发始堕。六七，三阳脉衰于上，面皆焦，发始白。七七，任脉虚，太冲脉衰少，天癸竭，地道不通③，故形坏而无子也。

丈夫八岁，肾气实，发长齿更。二八，肾气盛，天癸至，精气溢，阴阳和，故能有子。三八，肾气平均，筋骨劲强，故真牙生而长极。四八，筋骨隆盛，肌肉满壮。五八，肾气衰，发堕齿槁。六八，阳气衰竭于上，面焦，发鬓颁白④。七八，肝气衰，筋不能动。八八，天癸竭，精少，肾脏衰，则齿发去，形体皆极。

肾主水，受五脏六腑之精而藏之，故脏腑盛，乃能泻。今五脏皆衰，筋骨解堕，天癸尽矣，故发鬓白，身体重，行步不正，而无子耳。

【注释】

①将天数然也：将：连词，还是的意思。天数：命数，自然生理的结果。

②天癸：古人指蕴含着生育能力的气血。

③地道不通：指女人闭经。

④颁白：斑白。

【译文】

黄帝说：人年老了不能生育子女的原因，是精力衰竭了呢，还是生理规律所致呢？

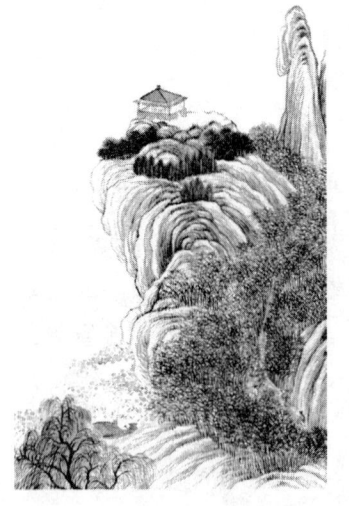

岐伯说：女子到了七岁时，肾气盛旺起来，乳齿更换，头发长得长了。十四岁时，天癸来了，任脉通畅，太冲脉也旺盛，月经按时来，因而具备了生育子女的能力。二十一岁时，肾气平和，智齿生长周全。二十八岁时，筋骨强健有力，头发生长达到最密，身体非常强壮。三十五岁时，阳明经脉逐渐衰弱，面部开始憔悴，头发也开始脱落。四十二岁时，三阳经脉的气血从头部开始衰弱，面部憔悴，头发开始变白。四十九岁时，任脉气血虚弱，太冲脉的气血也逐渐衰弱，天癸衰竭，月经断绝，所以形体状貌变老而失去了生育能力。

男子到了八岁时，肾气充实起来，头发开始茂盛，乳齿也更换了。十六岁时，肾气旺盛，天癸产生，精气充满而能外泄，两性交合，阴阳相配，就能生育子女。二十四岁时，肾气平和充实，筋骨强健，智齿生长周全。三十二岁时，筋骨丰隆结实，肌肉丰满健壮。四十岁时，肾气衰退，头发开始脱落，牙齿开始枯槁。四十八岁时，阳气从上到下逐渐衰竭，面部憔悴，头发和两鬓花白。五十六岁时，肝气衰弱，筋骨活动不再灵活。六十四岁时，天癸枯竭，精气稀少，肾脏衰退，于是牙齿头发开始脱落，身体的衰退难以阻挡。

人的肾脏主水，接受五脏六腑的精气而加以贮藏，所以说脏腑的功能旺盛，肾脏的精气才能充盈外泄。现在的五脏功能都已衰退，筋骨怠惰无力，生育能力已经枯竭了。所以头发鬓发都变白了，身体沉重，走路不稳，不能生育子女了。

【原文】

帝曰：有其年已老而有子者，何也？

岐伯曰：此其天寿过度①，气脉常通，而肾气有余也。此虽有子，男不过尽八八，女不过尽七七，而天地之精气皆竭矣。

帝曰：夫道者，年皆百数，能有子乎？

岐伯曰：夫道者，能却老而全形，身年虽寿，能生子也。

黄帝曰：余闻上古有真人者②，提挈天地，把握阴阳，呼吸精气，独立守神，肌肉若一，故能寿敝天地，无有终时，此其道生。

中古之时，有至人者，淳德全道，和于阴阳，调于四时，去世离俗，积精全神，游行天地之间，视听八达之外③，此盖益其寿命而强者也，亦归于真人。

其次有圣人者，处天地之和，从八风之理④，适嗜欲于世俗之间，无恚嗔之心⑤，行不欲离于世，举不欲观于俗，外不劳形于事，内无思想之患，以恬愉为务⑥，以自得为功，形体不敝，精神不散，亦可以百数。

其次有贤人者，法则天地，象似日月，辨列星辰，逆从阴阳，分别四时，将从上古，合同于道，亦可使益寿而有极时。

【注释】

①天寿：即天年，人的先天的自然禀赋。

②真人：修道有成的一种人。与至人、圣人、贤人为同一类人，只是层次有别而已。真人为最高等。其上则为神仙。

③八达：即东、南、西、北四方和东北、西北、西南、东南八个方位能够到达的地方。

④八风：即东、南、西、北四方和东北、西北、西南、东南八个方位的风。

⑤恚嗔：恚，指愤怒；嗔，指仇恨。指愤怒、仇恨等。

⑥恬愉：清静愉快。

【译文】

黄帝说：有的人年纪已老，却仍能生育，这是为什么呢？

岐伯说：这是他先天的禀赋超过常人，气血经脉能保持畅通，肾气有余的缘故。这种人虽然有生育能力，但男子一般不超过六十四岁，女子一般不超过四十九岁，这个岁数的男女的精气便枯竭了。

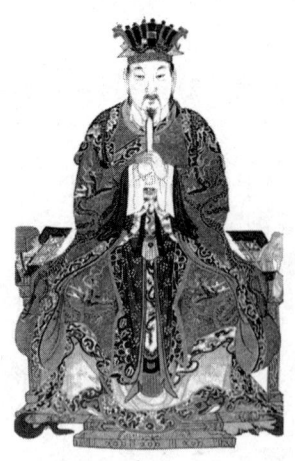

黄帝说：那些修道养生的人，年龄都达到一百岁左右了，还能生育子女吗？

岐伯说：善于修道养生的人，能延迟衰老而保全形体，虽然年事已高，仍然能生育子女。

黄帝说：我听说上古时有称之为真人的人，掌握了天地运行和阴阳变化的规律，能够调节呼吸，吸收天地之间的清气，独处修炼，守持自己的精神不致散乱，使全身上下的筋骨肌肉达到高度的协调统一，所以他的寿命与天地相同，没有终止，这是他修道养生的结果。

中古的时候，有称之为至人的人，道德淳厚，全面地掌握养生之道，与阴阳变化的规律相协调，适应四时的变化，摆脱世俗社会的干扰，积蓄精气，全神贯注，驰骋于广阔的天地自然之中，他的视觉和听觉达到八方之外，这是他延长寿命和强健身体的方法，这种人也可以归属真人的行列。

其次有称之为圣人的人，能够安然处于天地自然的和谐环境之中，顺从八风的活动规律，将自己的嗜欲同世俗社会相适应，没有恼怒怨恨之心；行为习惯不脱离世俗的一般准则，对外做事不过度表现，在内没有任何思想负担，以安静、愉快作为风格，以悠然自得作为目标；所以他的形体不易疲惫，精神不易耗散，寿命也可达到百岁。

其次有称之为贤人的人，能够遵循天地的变化，日月的升降，辨别星辰的位置，以迎合天地阴阳的消长，适应四时的变迁，追随上古真人，使自己的生活符合养生之道，这样的人也能增益寿命而达到长寿的目的。

四气调神大论篇第二

【提要】

所谓四气，即春、夏、秋、冬一年四季之气。春气暖而万物生，夏气热而万物长，秋气凉而万物收，冬气冷而万物藏。人也如此，四季的气候特征、生态状况与人的生活规律、身心健康有着密切的关系。本篇着重探讨了一年四季中人的肝心肺肾如何适应气候的变化，提出顺应自然的变化适时调节自己的摄生养生方法至关重要，指出违逆自然的危害。提出"春夏养阳，秋冬养阴""不治已病，治未病；不治已乱，治未乱"的养生理论和疾病预防的方法。

【原文】

春三月，此谓发陈①。天地俱生，万物以荣；夜卧早起，广步于庭；被发缓形，以使志生。生而勿杀，予而勿夺，赏而勿罚。此春气之应，养生之道也。逆之则伤肝，夏为寒变②，奉长者少。

夏三月，此谓蕃秀③。天地气交，万物华实；夜卧早起，无厌于日；使志勿怒，使华英成秀；使气得泄，若所爱在外。此夏气之应，养长之道也。逆之则伤心，秋为痎疟④，奉收者少。

秋三月，此谓容平⑤。天气以急，地气以明；早卧早起，与鸡俱兴；使志安宁，以缓秋刑；收敛神气，使秋气平；无外其志，使肺气清。此秋气之应，养收之道也。逆之则伤肺，冬为飧泄⑥，奉藏者少。

冬三月，此谓闭藏⑦。水冰地坼，勿扰乎阳；早卧晚起，必待日光；使志若伏若匿，若有私意；若已有得，去寒就温；无泄皮肤，使气亟夺。此冬气之应，养藏之道也。逆之则伤肾，春为痿厥⑧，奉生者少。

【注释】

①发陈：即推陈，毁弃旧的事物的意思。
②寒变：因寒气所导致的病变。
③蕃秀：蕃，即繁密、茂盛；秀，即开花结果。
④痎（jiē）疟：即疟疾。
⑤容平：气象规整，表象丰满。
⑥飧泄：食谷难化，即消化不良而导致腹泻。
⑦闭藏：封闭潜藏。
⑧痿厥：疲软无力的样子。

【译文】

春季的三个月，谓之发陈，是推陈出新、生机勃发的时节。自然万物都富有生气，欣欣向荣；此时的人们应该入夜即睡眠，天明就起身，在开阔的庭院中任意散步；同时披散开自己的头发，舒展自己的形体，从而使精神愉快，志气饱满。要多行放生养育之道，不要杀生；要多给予人而不要抢夺人；要多行奖励，少施惩罚。这是与春季的时令性质相适应的，是养生的道理。如果违逆了春天的气质，便会损伤肝脏，到了夏天便会生发因寒气没有得到有效散发而潜藏引起的病变。

夏季的三个月，谓之蕃秀，是自
然万物繁密茂盛的时令。此时，天地
阴阳之气交相发挥作用，万物生长、
开花结果；人们应该入夜睡觉，早晨
即起，不要厌恶白天；从而使自己的
情志不轻易发怒，焕发精神，以成就
自己的身心和气质健壮秀美；使郁结
之气得以宣畅，精神爽快，就像有外
界所爱的事物吸引自己一样。这是与
夏季的气候相适应的、保护夏季长养
之气的方法。如果违逆了夏天的气

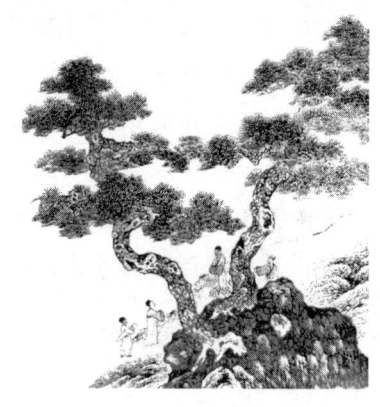

质，就会损伤心脏，到了秋天容易发生疟疾，这是因为夏季收藏少涵养差
而引起的反映。

秋季的三个月，谓之容平，自然景象因万物成熟而相对平定。此时，
天气变化较快，地气却相对明朗；人应该早睡早起，和鸡的活动时间同
时；从而保持神志的安宁，减缓秋季肃杀之气对人体的影响；收敛自己的
精气神，与秋季平和之气的特征相适应；不要外泄自己的情志，从而保持
肺气的清纯。这是与秋季的特征相适应而保养身体的方法。如果违逆了，
就会伤及肺脏，到了冬天就会发生飧泄之病。这是因为秋天奉养收藏不够
的原因。

冬天的三个月，谓之闭藏，是生机潜伏、万物闭藏的时节。当此之
时，水冷结冰，地冻裂缝，这时不要去扰动阳气；人应该早睡晚起，必须
等到日光照耀时才起床；要使自己的情志好似隐匿，又好像潜藏，好像自
己有私下的打算不告诉别人；又好像已经有所收获，逃离寒冷之地而来到
温暖的地方；不使自己的皮肤外露，不令自己的阳气频繁地损耗。这是与
冬季的气候相适应而闭藏保养的方法。违逆了，就要损伤肾脏，到了春天
就会发生痿厥之疾。这是因为以供生养的收藏少的原因。

【原文】

天气，清净光明者也，藏德不止①，故不下也。天明则日月
不明，邪害空窍，阳气者闭塞②，地气者冒明③。云雾不精，则

上应白露不下④；交通不表，万物命故不施，不施则名木多死；恶气不发，风雨不节，白露不下，则菀槁不荣⑤；贼风数至，暴雨数起，天地四时不相保，与道相失，则未央绝灭。唯圣人从之，故身无奇病，万物不失，生气不竭。

逆春气则少阳不生，肝气内变；逆夏气则太阳不长，心气内洞；逆秋气则少阴不收，肺气焦满；逆冬气则太阴不藏，肾气独沉。⑥

【注释】

①藏德：蕴藏的德行。
②闭塞：封闭不通畅。
③冒明：冒，向外突，向上冲；明，显露、暴露。
④白露：明亮的露珠。
⑤菀（yùn）槁：郁结之气聚集而引起的枯槁。
⑥少阳、太阳、少阴、太阴：分别指春季、夏季、秋季、冬季。独沉：衰弱疲惫之状。

【译文】

天气，是清净光明的本性，它蕴藏阴阳变化之德，运行不止，所以一直保持它的力量而不下泄。如果天气长期保持明亮的阳性一面，就会导致日不明、月不亮，分辨不清白天和黑夜的现象，那么阴邪有害之物就会潜藏在空窍之中难以暴露，天生的阳气闭塞不通，地生的阴气则会上冲显露。结果是云雾弥漫，本该具有的明亮的雨露不能下降。天地阴阳之气不能交流，万物的生命因此不能延续；万物不能延续因而许多草木就会死。恶气不能得到发散，风雨就会失去时节，雨露不下来，天地之气便郁结聚集导致万物枯槁不再发芽生长；失常的邪风不时侵袭，狂虐的暴雨不断发生，天地四时不能正常运转，与天地阴阳变化的大道相违背，那么万物的美好前景就会灭绝。只有圣人能够遵循天地万物变化的自然规律，所以身体没有反常的疾病，天地自然不失四时替换的规律，天下万物的生机便不会断绝。

违逆了春天之气，春季就不生发，以致肝气内郁而发生病变；违逆了夏天之气，夏季就不能生长，以致心气内虚。违逆了秋天之气，秋季就不能收敛，以致肺气热焦而胀满；违逆了冬天之气，冬季就不能潜藏，以致肾气疲弱。

【原文】

夫四时阴阳者，万物之根本也。所以圣人春夏养阳，秋冬养阴，以从其根。逆其根则伐其本，坏其真矣①。故阴阳四时者，万物之终始也，死生之本也；逆之则灾害生，从之则苛疾不起②。是谓得道③。

道者，圣人行之，愚者背之。从阴阳则生，逆之则死；从之则治，逆之则乱。反顺为逆，是谓内格④。

是故圣人不治已病，治未病；不治已乱，治未乱。此之谓也，夫病已成而后药之，乱已成而后治之，譬犹渴而穿井，斗而铸锥⑤，不亦晚乎？

【注释】

①坏其真：即坏其真身。
②苛疾：严重的疾病。
③得道：掌握养生之道。
④内格：内脏不通畅的病症。
⑤锥：泛指兵器。

【译文】

四时阴阳，是万物生长变化的根本。所以圣人在春夏季节保养阳气，在秋冬季节保养阴气，以顺应生命发展的根本规律。如果违逆了这个规律，就会伤害生命的根本，破坏真身之气。所以，阴阳四时，是万物的终始，是死生的根本；违逆了它，就会产生灾害，顺从了它，就不会发生重病，这便是懂得了养生

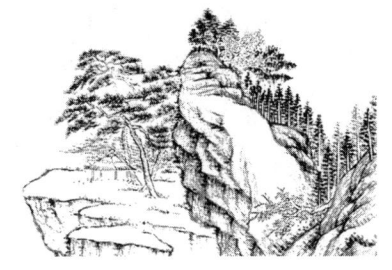

之道。

养生之道，圣人能够践行，愚人则时常违背。顺从阴阳的变化就能生存，违逆了就会死亡。顺从了它就会稳定，违逆了它就会乖乱。如果背道而行，反顺为逆，就会产生内格的病症。

所以圣人不治已经发生的疾病，而是在疾病发生之前治疗；不治已经发生的乱事，而是在乱事发生之前治理。这样说的原因是，如果疾病已经发生再去治疗，乱子已经形成再去治理，就如同口渴了才去掘井，战斗已经发生了才去制造兵器，那不是太晚了吗？

生气通天论篇第三

【提要】

所谓生气，是指生发之气，是万物生长发育的主要动力。本篇的主旨是要说明天地之间，六合之内，大的如天下九州，小的如人体九窍、五脏和十二节皆与天地之气相通，其生发变化均是阴阳之气相互作用的结果。所以人的生命活动与自然界有着密切关系，这就是"天人相应"的思想。指出阴阳之气平和对于人体健康有着决定性的影响，正所谓"数犯此者，则邪气伤人，此寿命之本也"。指出蓄养阳气对于人体的重要性及其方法，提出一年四季气候的变化与饮食五味对于五脏的影响至关重要的养生理论。

【原文】

黄帝曰：夫自古通天者①，生之本，本于阴阳。天地之间，六合之内②，其气九州、九窍、五藏、十二节③，皆通乎天气。其生五，其气三，数犯此者，则邪气伤人④，此寿命之本也。

苍天之气，清静则志意治，顺之则阳气固，虽有贼邪，弗能害也。故圣人传精神，服天气而通神明。失之则内闭九窍，外壅肌肉，卫气散解⑤，此谓自伤，气之削也。

【注释】

①通天：与天相通。
②六合：即东西南北四方及上下。六合之内，代指天地之间。
③九州、九窍：九州，古代把中国分为冀、青、豫、荆、扬、徐、兖、梁、雍九个区域，简称九州；九窍，指眼、耳、口、鼻及二阴。
④邪气：对人体有害的气。
⑤卫气：防护人体免受侵害的人体自然之气。

【译文】

黄帝说：自古以来，把人能与天相通作为生命的根本，这个根本就是阴阳。天地之间，六合之内，九州之气，九窍、五脏、十二节之气，都与天气相通。天地阴阳衍生自然五行，阴阳之气又分为三阴三阳。如果经常违背阴阳五行的变化规律，那么邪气就会伤害人体。这是寿命得以延续的根本。

苍天之气清净，人的精神就平和舒畅；顺应天的变化，阳气就会充实，虽有贼风邪气，也不能加害于人。所以圣人传播精神，顺应天气而通达神明。如果违逆了，就会内使九窍不通，外使肌肉壅塞，卫气涣散不能坚守。这就是自伤，阳气必然受到削弱了。

【原文】

阳气者，若天与日，失其所，则折寿而不彰。故天运当以日光明。是故阳因而上，卫外者也。因于寒，欲如运枢①，起居如惊，神气乃浮。因于暑汗，烦则喘喝，静则多言，体若燔炭，汗出乃散。因于湿，首如裹，湿热不攘，大筋緛短，小筋弛长。緛短为拘，弛长为痿②。因于气，为肿，四维相代，阳气乃竭。

阳气者，烦劳则张，精绝，辟积于夏，使人煎厥③；目盲不可以视，耳闭不可以听，溃溃乎若坏都，汩汩乎不可止。

阳气者，大怒则形气绝，而血菀于上，使人薄厥。有伤于筋，纵，其若不容。汗出偏沮，使人偏枯。汗出见湿，乃生痤痱④。高粱之变，足生大疔，受如持虚。劳汗当风，寒薄为皶⑤，郁乃痤。

阳气者，精则养神，柔则养筋。开阖不得，寒气从之，乃生大偻⑥。营气不从，逆于肉理，乃生痈肿。陷脉为瘘，留连肉腠⑦，俞气化薄⑧，传为善畏，及为惊骇。魄汗未尽，形弱而气烁，穴俞以闭，发为风疟。

故风者，百病之始也，清静则肉腠闭，阳气拒，虽有大风苛毒，弗之能害，此因时之序也。

故病久则传化，上下不并，良医弗为。故阳畜积病死，而阳气当隔，隔者当泻，不亟正治，粗乃败亡。故阳气者，一日而主外，平旦阳气生⑨，日中而阳气隆，日西而阳气已虚，气门乃闭。是故暮而收拒，无扰筋骨，无见雾露。反此三时，形乃困薄。

【注释】

①运枢：运动枢纽，内动是其根本。
②痿：疲软。
③煎厥：一种疾病，发病之时，会出现耳鸣、目盲、突然昏厥的现象。
④痤（cuó）痱（fèi）：疖子、痱子。
⑤皶（zhā）：粉刺。
⑥大偻（lóu）：曲背。
⑦肉腠：皮肤的纹理和皮下的空隙。
⑧俞气：即腧气，经络空穴之气。
⑨平旦：天刚亮时。

【译文】

人体的阳气，就像天体和太阳的运行一样，假若失去了正常的运行轨迹，人就会减损寿命而得不到显著发挥。所以天体的正常运行，是借助太阳有规律的运行普照的结果。同样的道理，人的正常活动，也是因为阳气在上在外保护身体、抵御外邪的作用。

如果受寒气侵袭，阳气就会像门轴的内转一样活动于体内。如果起居仓促，便扰动阳气，从而使神气上浮；如果暑热流汗，则心情易于烦躁，口渴而喘，安静时则多发牢骚。若身体发热，则像炭火烧灼一样，汗出了热就能散去；如果受湿气侵袭，人的头部就会像被东西蒙裹一样沉重。如果湿热之气得不到排解，那么大筋就收缩变短，小筋则会扩张变长，短缩的造成拘挛，扩张的造成疲弱。如果受风邪之气侵袭，就会导致浮肿，四肢相继被邪气侵袭，就是阳气衰竭了的症状。

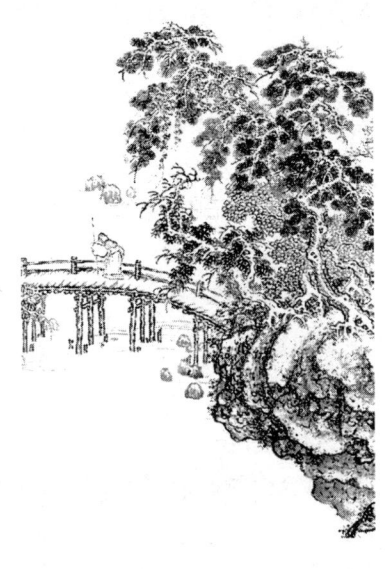

人体的阳气，当人烦劳过度时就会向外扩张，将精气逐渐耗尽。逐渐累积到夏季暑热之时，人便容易发生煎厥病，眼睛昏蒙看不见东西，耳朵闭塞听不到声音，溃倒之势就像都城崩毁一样，哗啦啦的就像奔流不息的大水一样不可收拾。

人体的阳气，在大怒时就会形成形气相逆，阻隔不通，血便淤积于头上，使人发生暴厥之症。有的伤及了筋，使筋张弛不力，肢体不能随意运动。经常半身出汗，可能演变为半身不遂。出汗而遇到湿气阻遏，就生出疖子和痱子。多吃肥肉和精美的食品，足以导致人生大疔，患病就像用空的容器接受东西一样容易。在劳动之时出汗，却遇到风寒之邪，寒气就会迫聚于皮腠形成粉刺，郁积不散而成疮疖。

人体的阳气，精静则能养神，柔韧则能养筋。人的肌体开合失常，寒气就会随之侵入，就会产生大偻病。营卫之气跟不上保护，邪气如果深陷肌肉中，就会产生毒疮而肿胀。如果从经脉侵入就会出现瘘病。寒气稽留于肌肉之间，逐渐深入经络，便出现易于受惊害怕的症状。魂魄受惊出汗不断，形体衰弱而与阳气消散，腧穴闭阻，就会发生风疟。

所以说，风是引起各种疾病的起始原因，而只要保持精神安定、身体安逸，那么，肌肉腠理就会密闭，阳气旺盛能够抗拒外邪的侵扰，即使有大风苛毒的浸染，也不能受伤害，这正是循着四时变化的规律养生的结果。

所以病久不愈，则会传递衍化，到了上下不通、阴阳阻隔的时候，虽有良医，也无能为力了。所以阳气蓄积阻隔不通时，也会致死。阳气蓄积，阻隔不通时，就要采用通泻的方法治疗；如果不迅速正确施治，而被粗浅平庸的医生所误，就会导致死亡。因此人的阳气，白天主司外表，清晨时阳气开始升起，中午时，阳气达到最旺盛的阶段，太阳偏西时，阳气逐渐减退，气门就开始闭合。因此到了晚上，阳气收敛，不扰动筋骨，不接近雾露。如果违反了这三个时间段的活动规律，形体就会被邪气侵扰则困乏衰弱。

【原文】

岐伯曰：阴者，藏精而起亟也①；阳者，卫外而为固也。阴不胜其阳，则脉流薄疾，并乃狂；阳不胜其阴，则五脏气争，九窍不通。是以圣人陈阴阳，筋脉和同，骨髓坚固，气血皆从。如是则内外调和，邪不能害，耳目聪明，气立如故。

风客淫气②，精乃亡，邪伤肝也。因而饱食，筋脉横解，肠澼为痔③。因而大饮，则气逆。因而强力，肾气乃伤，高骨乃坏④。

凡阴阳之要，阳密乃固。两者不和，若春无秋，若冬无夏。因而和之，是谓圣度。故阳强不能密，阴气乃绝；阴平阳秘，精神乃治；阴阳离决，精气乃绝。因于露风，乃生寒热。是以春伤于风，邪气留连，乃为洞泄⑤；夏伤于暑，秋为痎疟⑥。秋伤于湿，冬逆而咳，发为痿厥⑦；冬伤于寒，春必病温。四时之气，更伤五脏。

阴之所生，本在五味⑧；阴之五宫，伤在五味。是故味过于酸，肝气以津，脾气乃绝；味过于咸，大骨气劳，短肌，心气抑；味过于甘，心气喘满，肾气不衡；味过于苦，脾气濡，胃气乃厚；味过于辛，筋脉沮弛⑨，精神乃央。是故谨和五味，骨正筋柔，气血以流，腠理以密。如是则骨气以精。谨道如法，长有天命。

【注释】

①起亟：行动迅速。
②风客淫气：体外的风邪之气。
③肠澼：泄脓血，犹如痢疾一类疾病。
④高骨：腰间的脊椎骨。
⑤洞泄：急泄之状，收不住的排泄。
⑥痎疟：疟疾。
⑦痿厥：疲软之病。
⑧五味：酸、甜、苦、辣、咸五种味道。
⑨沮弛：衰败伸长。

【译文】

岐伯说：阴是藏精于内而使行动迅捷的，阳是卫护于外而使身体强壮的。如果阴不能胜阳，则血脉流动急迫快速，就会引发为狂症。如果阳不能胜阴，则五脏之气互相争执不下，以致九窍不通。所以圣人调谐阴阳，使筋脉平和，骨髓坚固，血气通畅。这样，就会内外调和，邪气不能侵害，耳目聪明，气机正常运行。

风邪之气侵犯人体，阴精就日渐消亡，这是由于邪气伤肝所致。此时饮食过饱，形成阻碍滞留，就会生成痔疮等病症。此时饮酒过量，就会造成气机反向流动。此时过度用力，会损伤肾气，腰部脊骨就会受到损伤。

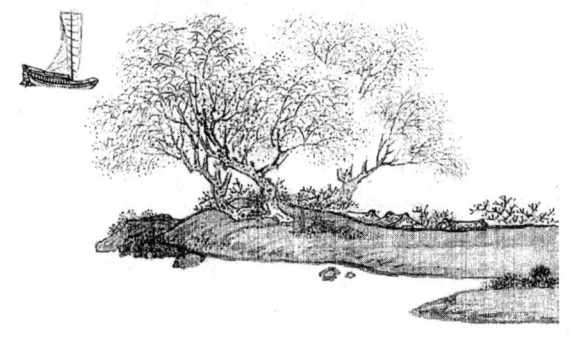

大凡阴阳平和的关键，要以阳气的致密才能够坚固。阴阳二者不协调，就像一年之中，有春天而没有秋天，有冬天而没有夏天一样。因此，协调阴阳，使之平和，是被誉为最高标准。所以阳气亢盛，不能固密，阴气就会竭绝；阴气平和，阳气固密，人的精神才会正常；阴阳分离绝交，人的精气就会随之衰竭断绝。因为露风的侵犯，就会发生寒热。因此春天伤于风邪，邪气滞留不去，会引起急骤的泄泻；夏天伤于暑热，到秋天会引发疟疾；秋天伤于湿气，到了冬天邪气上逆而导致咳嗽，再可能而为痿厥之病；冬天伤于寒气，到来年春天，必然要发生温热病。四时的邪气，会交替伤害人的五脏。

阴精的产生，来源于饮食五味。储藏阴精的五脏，也会受五味伤害。所以说饮食味道过酸，会使肝气亢盛，导致脾气衰竭；饮食味道过咸，会使骨骼损伤，肌肉收缩，心气抑郁；饮食味道过甜，会使心气喘烦满闷，肾气失去平衡；饮食味道过苦，会使脾气濡滞，胃气厚重而艰涩不畅；饮食味道过于辛辣，会使筋脉衰败松弛，精神因而受损。因此谨慎地调和五味，会使骨骼强健，筋脉柔韧，气血通畅，腠理紧密。这样，骨气就精强有力。所以谨慎地遵从养生之道，就会享有天赋的生命。

金匮真言论篇第四

【提要】

本篇是黄帝珍藏在金匮之中的真言秘要，首先论述了"天有八风""经有无风"和人体健康的重要关系，从四季的气候特征与五脏疾病的关系，阐述了"五脏应四时"的理论，指出季节性的多发病的病因和应变措施，论述了阴阳五行与人体脏腑的关系。

【原文】

黄帝问曰：天有八风，经有五风①，何谓？

岐伯对曰：八风发邪，以为经风，触五脏，邪气发病。所谓得四时之胜者，春胜长夏，长夏胜冬，冬胜夏，夏胜秋，秋胜春。所谓四时之胜也，东风生于春，病在肝，俞在颈项②；南风生于夏，病在心，俞在胸胁；西风生于秋，病在肺，俞在肩背；北风生于冬，病在肾，俞在腰股；中央为土，病在脾，俞在脊。故春气者，病在头；夏气者，病在脏；秋气者，病在肩背；冬气者，病在四支。故春善病鼽衄③，仲夏善病胸胁，长夏善病洞泄寒中，秋善病风疟，冬善病痹厥。故冬不按跷，春不鼽衄；春不病颈项，仲夏不病胸胁；长夏不病洞泄寒中，秋不病风疟，冬不病痹厥，飧泄而汗出也。

夫精者，身之本也。故藏于精者，春不病温。夏暑汗不出者，秋成风疟。故曰：阴中有阴，阳中有阳。平旦至日中，天之阳，阳中之阳也；日中至黄昏，天之阳，阳中之阴也；合夜至鸡鸣，天之阴，阴中之阴也；鸡鸣至平旦，天之阴，阴中之阳也。

夫言人之阴阳，则外为阳，内为阴；言人身之阴阳，则背为阳，腹为阴；言人身之脏腑中阴阳，则脏者为阴，腑者为阳。肝、心、脾、肺、肾五脏皆为阴，胆、胃、大肠、小肠、膀胱、三焦六腑皆为阳。所以欲知阴中之阴、阳中之阳者，何也？为冬病在阴，夏病在阳；春病在阴，秋病在阳。皆视其所在，为施针石也。故背为阳，阳中之阳，心也；背为阳，阳中之阴，肺也；腹为阴，阴中之阴，肾也；腹为阴，阴中之阳，肝也；腹为阴，阴中之至阴，脾也。此皆阴阳表里、内外雌雄相输应也。故以应天之阴阳也。

【注释】

①八风：指来自东、西、南、北、东南、西南、东北、西北八方之风，天有八风，指自然界中来自八方不正之邪气。五风：指五脏之风，即肝风、心风、脾风、肺风、肾风。

②俞：即腧穴，对人体穴位的称呼。

③鼽衄（qiúnù）：鼽，指鼻流清涕；衄，指鼻出血。

【译文】

黄帝问道：天有八方风，人的经脉有五风，这是怎么回事呢？

岐伯答说：八风所产生的邪气成为经脉之风病，触犯五脏，邪气便引发病变。所谓四季得以制胜的，春胜长夏，长夏胜冬，冬胜夏，夏胜秋，秋胜春；所谓四时的成功，东风生于春季，病发生在肝，病灶在颈项上；南风生于夏季，病发生于心，病灶在胸胁。西风生于秋季，病发生在肺，病灶在肩背。北风生于冬季，病发生在肾，病灶在腰股。中央方位属土，病发生在脾，病灶在脊背。

所以春气致人病，病在头部；夏气致人病，病在心上；秋气致人病，病在肩背；冬气致人病，病在四肢。所以春天总会发生鼽衄一类病，夏天总会发生胸胁方面的疾患，长夏总会发生腹泻，秋天总会发生风疟，冬天总会发生痹厥。因此冬天不进行按摩导引一类活动，春天就不会发生鼽衄和颈项部位的疾病；春天不发生颈项的疾病，夏天就不会发生胸胁的疾患；长夏就不会发生腹泻一类疾病，秋天就不会发生风疟病，冬天也不会发生痹厥、飧泄、汗出过多的病症。

精，是人体的根本，所以善于藏精的人，春天就不会得温热病。夏天暑热难耐，如果不能排汗散热，到秋天就会酿成风疟病。所以说：阴中有阴，阳中有阳。天刚亮到日中时分，天是白天为阳，此时为阳中之阳；日中时分到黄昏时分，天也为阳，此时则属阳中之阴。日落时分到鸡鸣时分，天是黑夜为阴，此时为阴中之阴。鸡鸣时分到天刚亮时，天也为阴，此时则属阴中之阳。

如果从人体的阴阳而论，则外部为阳，内部为阴；就身体的部位来分

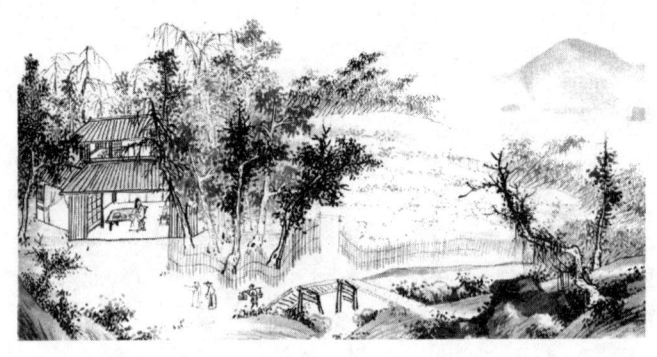

阴阳，则背为阳，腹为阴；从脏腑的阴阳划分来说，则脏属阴、腑属阳，肝、心、脾、肺、肾五脏都属阴，胆、胃、大肠、小肠、膀胱、三焦六腑都属阳。所以说想要知道阴中有阴、阳中有阳的道理，为什么呢？因为冬病在阴，夏病在阳；春病在阴，秋病在阳。都要根据疾病的所在来施用针刺和砭石进行治疗。所以，背为阳、阳中之阳为心，背为阳、阳中之阴为肺，腹为阴、阴中之阴为肾，腹为阴、阴中之阳为肝，腹为阴、阴中之至阴为脾。这些都是人体阴阳表里、内外雌雄相互联系、相互对应的关系，所以人的阴阳关系与自然界的阴阳是相应的。

【原文】

　　帝曰：五脏应四时，各有收受乎①？

　　岐伯曰：有。东方青色，入通于肝，开窍于目，藏精于肝。故病在头。其味酸，其类草木，其畜鸡，其谷麦，其应四时，上为岁星②，是以知病之在筋也。其音角，其数八，其臭臊。

　　南方赤色，入通于心，开窍于舌，藏精于心，故病在五脏。其味苦，其类火，其畜羊，其谷黍，其应四时，上为荧惑星③。是以知病之在脉也。其音徵，其数七，其臭焦。

　　中央黄色，入通于脾，开窍于口，藏精于脾，故病在脊。其味甘，其类土，其畜牛，其谷稷，其应四时，上为镇星④。是以知病之在肉也。其音宫，其数五，其臭香。

　　西方白色，入通于肺，开窍于鼻，藏精于肺，故病在背。其味辛，其类金，其畜马，其谷稻，其应四时，上为太白星⑤。是以知病之在皮毛也。其音商，其数九，其臭腥。

　　北方黑色，入通于肾，开窍于二阴，藏精于肾，故病在谿⑥。其味咸，其类水，其畜彘，其谷豆，其应四时，上为辰星⑦。是以知病之在骨也。其音羽，其数六，其臭腐。

　　故善为脉者，谨察五脏六腑，逆从、阴阳、表里、雌雄之纪，藏之心意，合心于精，非其人勿教，非其真勿授，是谓得道。

【注释】

①攸受：所受，即所发生作用的地方。

②岁星：即木星，五行属木。

③荧惑星：即火星，五行属火。

④镇星：即土星，五行属土。

⑤太白星：即金星，五行属金。

⑥豀：即溪谷，指肢体肌肉之间的缝隙或凹陷部位，统称为穴位。

⑦辰星：即水星，五行属水。

【译文】

黄帝说：五脏与四时相应，它们各自都有所用吗？

岐伯说：有。东方青色，与肝相通，肝开窍于目，精气内藏于肝，发病常在头部。对应五味为酸、五行为木、五畜为鸡、五谷为麦、四时为春，上应岁星，所以它的疾病多发生在筋。对应五音为角、术数为八、五气为臊。

南方赤色，与心相通，心开窍于耳，精气内藏于心，发病常在五脏。对应五味为苦、五行为火、五畜为羊、五谷为黍、四时为夏，上应荧惑星，所以它的疾病多发生在血脉，在五音为徵、术数为七、五味为焦。

中央黄色，与脾相通，脾开窍于口，精气内藏于脾，发病常在脊部。对应五味为甘、五行为土、五畜为牛、五谷为稷、四时为长夏，在天体为镇星，它的疾病多发生在肌肉，在五音为宫、术数为五、五气为香。

西方白色，与肺相通，肺开窍于鼻，精气内藏于肺，发病常在背部。对应五味为辛、五行为金、五畜为马、五谷为稻、四时为秋，在天体上应太白星，它的疾病多发生在皮毛，在五音为商、术数为九、五味为腥。

北方黑色，与肾相通，肾开窍于前后二阴，精气内藏于肾，发病常在骨节、筋节肌肉相连处。对应五味为咸、五行为水、五畜为猪、五谷为豆、四时为冬季，上应天体为辰星，它的疾病多发生在筋骨处，在五音为羽、术数为六、五味为腐。

所以善于诊脉的医生，能够谨慎地察探五脏六腑的变化，了解其顺逆、阴阳、表里、雌雄的变化与转化关系，并深深地记在心中，用心归纳其精要从而得心应手。这些理论和经验，不是合适的人、真心实意学习的人，切勿轻易传授，这正是医疗的传授之道。

阴阳应象大论篇第五

【提要】

本篇专门系统地论述阴阳之道，提出阴阳是天地万物运行变化的根本这一基本概念，从而奠定了阴阳五行学说在中医学以致中国哲学史上的重要地位。提出阴阳、静动、寒热、浊清、厚薄、衰盛等概念以及金木土水火与人体五脏的对应关系，指出人的阴阳之气和天地四时之气息息相通，人的健康与否与阴阳之气的盛衰关系密切，养生、治病必须依据阴阳关系的调理，才能取得最好的效果，提出"阳病治阴，阴病治阳"的中医学理念。

【原文】

黄帝曰：阴阳者，天地之道也①，万物之纲纪，变化之父母②，生杀之本始③，神明之府也④，治病必求于本。故积阳为天，积阴为地。阴静阳躁，阳生阴长，阳杀阴藏。阳化气，阴成形。寒极生热，热极生寒。寒气生浊，热气生清。清气在下，则生飧泄。浊气在上，则生䐜胀。此阴阳反作，病之逆从也。故清阳为天，浊阴为地；地气上为云，天气下为雨；雨出地气，云出天气。故清阳出上窍，浊阴出下窍；清阳发腠理，浊阴走五脏；清阳实四支⑤，浊阴归六腑。

【注释】

①道：即法则、规律。
②父母：这里指作根源、起源的意思。
③生杀之本始：生，指生长；杀，指消亡。生杀之本始，就是自然界万物生长和消亡的根本。
④神明之府：神，变化玄妙；明，清楚；府，积聚的地方。神明之府，

即万物神妙通达的根源之所。

⑤清阳实四支：支通"肢"；清阳，指外在的清净之气。即清阳之气充实四肢。

【译文】

黄帝说：阴阳变化是天地间的普遍规律，是一切事物的纲领，是变化的起源，是生长消亡的根本，万物变化的根源，是神妙玄通的所在。治病必须追究病因的根本。

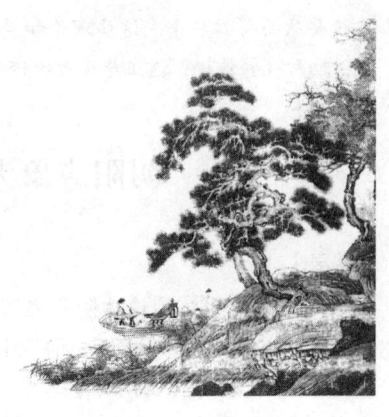

所以，阳气积聚而上升成为天；阴气凝聚而下降成为地。阴性为静，阳性则为动；阳性主导萌生，阴性主导成长，阳性主导杀伐，阴性主导收藏。阳性主导万物化气，阴性主导万物成形。寒极会生热，热极会生寒。寒气产生浊阴，热气产生清阳。清气在下，就会发生腹泻的病，浊气在上，就会发生胀满之病。这就是阴阳反向作用而导致气血逆行的结果。所以说清阳之气变为天，浊阴之气变为地。地气上升成为云，天气下降变成雨；雨源自于地气，云出自于天气。人体的清阳之气出于上窍，浊阴之气出于下窍。清阳从腠理关节发泄，浊阴内注于五脏。清阳之气充实四肢，浊阴之气却归于六腑。

【原文】

水为阴，火为阳。阳为气，阴为味。味归形，形归气，气归精，精归化。精食气，形食味，化生精，气生形。味伤形，气伤精，精化为气，气伤于味。阴味出下窍，阳气出上窍。味厚者为阴，薄为阴之阳。气厚者为阳，薄为阳之阴。味厚则泄，薄则通。气薄则发泄，厚则发热。壮火之气衰，少火之气壮。壮火食气，气食少火。壮火散气，少火生气。气味，辛甘发散为阳，酸苦涌泄为阴。

阴胜则阳病，阳胜则阴病。阳胜则热，阴胜则寒，重寒则热，重热则寒。寒伤形，热伤气。气伤痛，形伤肿。故先痛而后肿者，气伤形也；先肿而后痛者，形伤气也。风胜则动①，热胜则肿，燥胜则干，寒胜则浮②，湿胜则濡泻③。

天有四时五行，以生长收藏，以生寒暑燥湿风。人有五脏化五气，以生喜怒悲忧恐。故喜怒伤气，寒暑伤形，暴怒伤阴，暴喜伤阳。厥气上行④，满脉去形。喜怒不节，寒暑过度，生乃不固。故重阴必阳，重阳必阴。故曰：冬伤于寒，春必温病；春伤于风，夏生飧泄；夏伤于暑，秋必痎疟；秋伤于湿，冬生咳嗽。

【注释】

①风胜则动：动，即动摇，这里指痉挛、抽搐及眩晕一类的症状。风胜则动就是说风过于强变成邪气，人身就会出现痉挛、抽搐及眩晕这一类的症状。

②寒胜则浮：浮，即浮肿的意思。寒气过了就会出现浮肿。

③濡泻：指湿气太重而引起的腹泻之病。

④厥气：指逆形不顺之气。

【译文】

水为阴，火为阳。阳为气，阴为味。五味归于形体，形体又归于气体，气体又归于精气，精气归于真气。精气依赖气体，形体依赖五味。真气生成精气，精气生成形体。味能伤害形体，气又能摧残精，精转化为气，气又伤于味。属阴的气味从下窍排出，属阳的真气从上窍呼出。味厚的属于阴，味薄的属于阳；气厚的属于阳，气薄的属于阴。味厚会使人泄泻，味薄能使肠胃通畅。气薄能发泄邪气，气厚会使人发热。过壮的火气使元气衰弱，适当的火气能使元气旺盛。过壮的火气消耗元气，元气仰赖适当的火气滋养；过壮的火气耗散元气，适当的火气却使元气增强。气味之中，辛甘而有发散作用的属于阳；酸苦而有涌泄作用的属于阴。

阴阳在人体内，如果阴气偏胜了，阳气必然受损害。同样，阳气偏胜了，阴气也必定受损害。阳气偏胜就产生热，阴气偏胜就产生寒。寒重了又会出现热象，热重了又会出现寒象。寒症伤害人的形体，热症伤害人的生气。气受伤则痛，形体受伤则会肿。所以凡是先痛后肿的，是因为伤气而触及形体的；若是先肿后痛的，是因为形伤而累及气分的。风寒盛，形体就会颤动，邪热盛，肌肉就会生发红肿；燥气盛，则口干舌燥；湿气盛，就会生发泄泻。

天有四时的推移和五行的变通，以利于自然万物的生长收藏，以产生寒、暑、燥、湿、风的五候变化。人有五脏化生出五气，以产生喜、怒、悲、忧、恐不同的情志。所以喜怒会伤气，寒暑会损伤形体，大怒会伤阴气，大喜会伤阳气。逆气上冲，血脉便会阻塞，形色必然生变。喜怒不予节制，寒暑不予调节，就有伤害生命的危险。因此，阴气过盛就转向阳气，阳气过盛也要走向阴气。所以说冬季受了寒气之伤，到了春季就容易发生热病；春季受了风感之伤，到了夏季就容易发生飧泄的病；夏季受了暑热之伤，到了秋季就容易发生疟疾；秋季受了湿重之伤，到了冬季就容易发生咳嗽。

【原文】

帝曰：余闻上古圣人，论理人形，列别脏腑，端络经脉，会通六合①，各从其经；气穴所发，各有处名；谿谷属骨②，皆有所起；分部逆从，各有条理；四时阴阳，尽有经纪；外内之应，皆有表里。其信然乎？

【注释】

①会通六合：会通，即交会贯通；六合，上下四方为六合，也指十二经脉相互配合成六对。

②谿谷属骨：肌肉交会、骨骼连接之处。

【译文】

黄帝问：我听说古代圣人，讲到人体形态，辨别脏腑的阴阳，会通六合，以审察经脉的联系；气穴各有所发的部位，各有它的名称；肌肉及骨骼相连接的部位，各有它们的起点；每个经络的顺逆，各有条理；四时阴阳的变化，都有一定的规律；外在环境与人体内部的对应关系，都有表里的关系。这些都是真的吗？

【原文】

岐伯对曰：东方生风，风生木，木生酸，酸生肝，肝生筋，筋生心。肝主目，其在天为风，在地为木，在体为筋，在藏为肝，在色为苍，在音为角，在声为呼，在变动为握，在窍为目，在味为酸，在志为怒。怒伤肝，悲胜怒，风伤筋，燥胜风，酸伤筋，辛胜酸。

南方生热，热生火，火生苦，苦生心，心生血，血生脾。心主舌，其在天为热，在地为火，在体为脉，在藏为心，在色为赤，在音为徵，在声为笑，在变动为忧，在窍为舌，在味为苦，在志为喜。喜伤心，恐胜喜，热伤气，寒胜热，苦伤气，咸胜苦。

中央生湿，湿生土，土生甘，甘生脾，脾生肉，肉生肺，脾主口。其在天为湿，在地为土，在体为肉，在藏为脾，在色为黄，在音为宫，在声为歌，在变动为哕，在窍为口，在味为甘，在志为思。思伤脾，怒胜思，湿伤肉，风胜湿，甘伤肉，酸胜甘。

西方生燥，燥生金，金生辛，辛生肺，肺生皮毛，皮毛生肾。肺主鼻，其在天为燥，在地为金，在体为皮毛，在藏为肺，在色为白，在音为商，在声为哭，在变动为咳，在窍为鼻，在味为辛，在志为忧。忧伤肺，喜胜忧，热伤皮毛，寒胜热，辛伤皮毛，苦胜辛。

北方生寒，寒生水，水生咸，咸生肾，肾生骨髓，髓生肝。肾主耳，其在天为寒，在地为水，在体为骨，在脏为肾，在色为黑，在音为羽，在声为呻，在变动为栗，在窍为耳，在味为咸，在志为恐。恐伤肾，思胜恐，寒伤血，燥胜寒，咸伤血，甘胜咸。

故曰：天地者，万物之上下也；阴阳者，血气之男女也；左右者，阴阳之道路也；水火者，阴阳之征兆也；阴阳者，万物之能始也。故曰：阴在内，阳之守也；阳在外，阴之使也。

【译文】

岐伯回答说：东方生风，风能生木，木能生酸味，酸味能养肝，肝能够养筋，筋又能养心。肝气与目相通，它对应在天为风，在地为木，在人体中则为筋，在五脏中则为肝，在五色中则为黑，在五音中则为角，在五声中则为呼，在变动中则为握，在七窍中则为目，在五味中则为酸，在情志中则为怒。怒伤肝，但悲能够抑制怒；风伤筋，但燥能抑制风；酸味伤筋，但辛味能抑制酸味。

南方生热，热能生火，火生苦味，苦味养心，心却生血，血能养脾，心与舌相通。其对应在天为热，在地为火，在人体为血脉，在五脏为心，在五色为赤，在五音为徵，在五声为笑，在人体情志变动为忧，在七窍为舌，在五味为苦，在情志的变动上为喜。过喜伤心气，但恐能抑制喜；热伤气，但寒水能抑制热；苦味伤气，但咸味能抑制苦味。

中央生湿，湿能生土，土能生甘，甘养脾，脾生养肌肉，肌肉强壮使肺气充实，脾与口相通。它对应在天为湿，在地为土，在人体为肌肉，在五脏为脾，在五色为黄，在五音为宫，在五声为歌，在变动为干呕，在七窍为口，在五味为甘，在情志中为思。思虑伤脾，但怒能抑制思虑；湿伤肌肉，但风能抑制湿气；甘伤肌肉，但酸能抑制甘味。

西方生燥，燥能生金，金生辛，辛能养肺，肺滋养皮毛，皮毛又滋

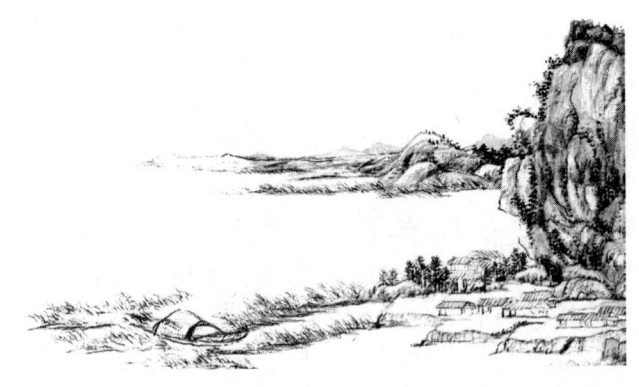

生肾水，肺与鼻相通。它对应在天为燥，在地为金，在人体为皮毛，在五脏为肺，在五色为白，在五音为商，在五声为哭，在变动为咳，在七窍为鼻，在五味为辛，在情志上为忧。忧伤肺，但喜能抑制忧；热伤皮毛，但寒能抑制热；辛伤皮毛，但苦能抑制辛味。

北方生寒，寒生水，水生咸味，咸能养肾气，肾能滋养骨髓，骨髓能养肝，肾与耳相通。它对应在天为寒，在地为水，在人体为骨髓，在五脏为肾，在五色为黑，在五音为羽，在五声为呻吟，在变动上为战栗，在七窍中为耳，在五味中为咸，在情志上为恐。恐伤肾，但思能抑制恐；寒伤血，但燥能抑制寒；咸伤血，但甘能抑制咸味。

因此说，天地，是万物上下之分的原因，阴阳，是男女血气之别的原因，左右，是阴阳运行的道路，而水火则是阴阳的具体表现。阴阳变化，是一切事物生成的原始。所以说，阴在内，有阳作为它的护卫；阳在外，有阴作为它的辅佐。

【原文】

帝曰：法阴阳奈何？

岐伯曰：阳胜则身热。腠理闭，喘粗为之俯仰。汗不出而热，齿干以烦冤，腹满死。能冬不能夏。阴胜则身寒，汗出，身常清，数栗而寒，寒则厥，厥则腹满死。能夏不能冬。此阴阳更胜之变，病之形能也。

帝曰：调此二者奈何？

岐伯曰：能知七损八益①，则二者可调。不知用此，则早衰也。年四十而阴气自半也，起居衰矣；年五十，体重，耳目不聪明矣；年六十，阴痿，气大衰，九窍不利，下虚上实，涕泣俱出矣。故曰：知之则强，不知则老，故同出而名异耳。智者察同，愚者察异，愚者不足，智者有余，有余则耳目聪明，身体轻强，老者复壮，壮者益治。是以圣人为无为之事，乐恬憺之能，从欲快志于虚无之守②，故寿命无穷，与天地终。此圣人之治身也。

天不足西北，故西北方阴也，而人右耳目不如左明也；地不满东南，故东南方阳也，而人左手足不如右强也。

【注释】

①七损八益：指男女阴阳之气损伤和增强的道理。七指女性特征，八指男性特征。

②虚无：黄帝所主张的清心寡欲、清静无为的生活状态。

【译文】

黄帝说：人怎样取法于阴阳呢？

岐伯答：阳气胜过阴气，身体就会发热，腠理紧闭，喘息急迫，身体为之俯仰。汗不出，热不散，口唇干燥，心里烦闷，若有腹部胀满的感觉，就是死症。经得起冬天，而经不起夏天。阴气胜过阳气，身体就会发寒，汗出以后，身上时常觉得清冷，多次打冷颤，冷了会出现晕厥的现象，再有腹部胀满，就是死症。经得起夏天，而经不起冬天。这就是阴阳偏胜引起身体的内外失去调和，从而引起的疾病症状！

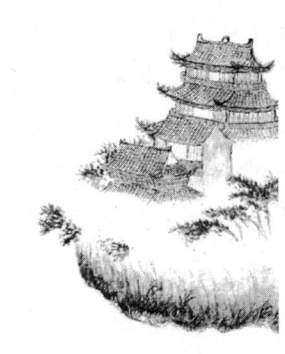

黄帝问：怎样才能使阴阳得以调和呢？

岐伯答：能够懂得男女七损八益的道理，就可以调和阴阳。不知道用这个道理，就会早早衰弱。一般人到四十岁，阴气已经减了一半，起居动作就显得衰退了；到了五十岁，就身体笨重，耳不聪、目不明了；到了六十岁，阴痿，精气就大衰，九窍的功能减退，阴虚于下，阳浮于上，鼻涕眼泪就经常不由自主地出现了。所以说，懂的人，就强健；不懂的人，就衰老。所以同时出生来到世上，获得的名声结果却不相同。聪明的人发现一般规律；愚蠢的人，却看到的仅是个别。愚蠢的人，常感到体力不足；聪明的人，却感到精力有余。精力有余，就会耳聪目明，身轻体壮。即使身体本应衰老却依然强壮，本来强壮的人就更强健了。所以圣人

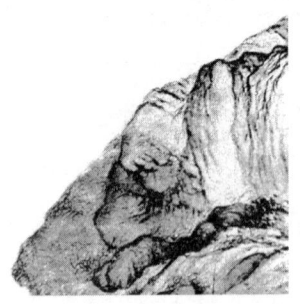

顺从自然，决不勉为其难，以恬静舒畅为快乐，清心寡欲，持守清静无为之道，因此，他的寿命就无穷尽，能够与天地同寿。这就是圣人的养生方法啊！

天在西北方是有缺陷的，所以西北方属阴，人的右边的耳目也就不如左边的耳聪目明；地在东南方是有缺陷的，所以东南方属阳，而人左边的手足也就不如右边的灵活有力。

【原文】

帝曰：何以然？

岐伯曰：东方阳也，阳者其精并于上，并于上则上盛而下虚，故使耳目聪明而手足不便也。西方阴也，阴者其精并于下，并于下则下盛而上虚，故其耳目不聪明而手足便也。故俱感于邪，其在上则右甚，在下则左甚，此天地阴阳所不能全也，故邪居之。

故天有精，地有形，天有八纪，地有五里①，故能为万物之父母。清阳上天，浊阴归地，是故天地之动静，神明为之纲纪，故能以生长收藏，终而复始。惟贤人上配天以养头，下象地以养足，中傍人事以养五脏。天气通于肺，地气通于嗌②，风气通于肝，雷气通于心，谷气通于脾，雨气通于肾。六经为川③，肠胃为海，九窍为水注之气。以天地为之阴阳，人之汗，以天地之雨名之；人之气，以天地之疾风名之；暴气象雷，逆气象阳。故治不法天之纪，不用地之理，则灾害至矣。

【注释】

①天有八纪，地有五里：八纪，即春分、秋分、夏至、冬至、立春、立夏、立秋、立冬八个节气。五里，即东、南、西、北、中央五个方位的地理。

②嗌：咽喉。

③六经：人身体的三阳（太阳、阳明、少阳）三阴（太阴、少阴、厥阴）经脉，又有手足之别，故有十二经脉。

【译文】

黄帝问道：为什么会这样？

岐伯回答说：东方属阳，阳气的精华聚合在上部，上部旺盛了，下部就必然虚弱。所以会出现耳聪目明、手足却不便利的情况。西方属阴，阴气的精华聚合在下部，下部旺盛了，上部就必然虚弱。所以就会出现耳不聪目不明、手足却灵活有力的情况。因此，同样是感受了外邪，如果在上部，身体的右侧就较重；如果在下部，身体的左侧就较重。这是天地阴阳之气不能分布均匀的结果，也是邪气乘虚停滞在身体里的原因所在。

所以天有精气，地有形质；天有八节气的，地有五方位的。因此，天地能成为万物生长的根本。阳气轻清而升于天，阴气重浊而降于地，所以天地的运动和静止，是由神妙的阴阳变化来决定的，因而能使万物以春生、夏长、秋收、冬藏而循环往复，永无休止。只有那些贤明的人对上顺应天气来养护头，对下顺应地气来养护脚；中间则依傍人事来养护五脏。天之气与肺相通，地之气与咽相通，风之气与肝相通，雷之气与心相通，五谷之气与脾相通，雨水之气与肾相通。人体六经好像大河、肠胃好像大海、九窍好像河流。以天地的阴阳来对应人身的阴阳，人的汗，就好像天地间的雨；人的气，就好像天地间的风；人的暴怒之气，就好像雷霆；人的不平之气，就好像久旱无雨。所以养护身心如不符合天地之理，那么灾害就要来了。

【原文】

故邪风之至，疾如风雨，故善治者治皮毛，其次治肌肤，其次治筋脉，其次治六腑，其次治五脏。治五脏者，半死半生也。故天之邪气，感则害人五脏；水谷之寒热，感则害于六腑；地之湿气，感则害皮肉筋脉。

故善用针者，从阴引阳，从阳引阴；以右治左，以左治右；以我知彼，以表知里。以观过与不及之理，见微得过，用之不殆。善诊者察色按脉①，先别阴阳。审清浊，而知部分；视喘息，听音声，而知所苦；观权衡规矩②，而知病所主；按尺寸，观浮沉滑涩，而知病所生。以治无过，以诊则不失矣。

故曰：病之始起也，可刺而已。其盛，可待衰而已。故因其轻而扬之，因其重而减之，因其衰而彰之。形不足者，温之以气；精不足者，补之以味；其高者，因而越之；其下者，引而竭之；中满者，泻之于内；其有邪者，渍形以为汗；其在皮者，汗而发之；其慓悍者，按而收之；其实者，散而泻之。审其阴阳，以别柔刚。阳病治阴，阴病治阳，定其血气，各守其乡，血实宜决之，气虚宜掣引之。

【注释】

①察色按脉：观察气色，按脉诊断。

②权衡规矩：权衡规矩本是古代度量衡的器具，借指四时的不同脉象。即春弦中规、夏洪中距、秋毛中衡、冬沉中权。

【译文】

所以邪风的到来，有如疾风暴雨。善治病的医生，在病邪刚侵入皮毛时，就给予治疗；医术稍差的，在病邪侵入到肌肤时才治疗；更差的，在病邪侵入到筋脉时才治疗；再差的，在病邪侵入到六腑时才治疗；最差的，在病邪侵入到五脏时才治疗。假使病邪已经侵入到五脏，那么治愈的希望与死亡的可能各占一半。所以天的邪气，感受了就会伤及人的五脏；饮食的或寒或热，感受了就会伤及人的六腑；地的湿气，感受了就会伤及人的皮肉筋脉。

所以善于施行针法的人，从阴引导到阳，或者从阳引导到阴；以右边治左边的病，或者以左边治右边的病；用自己的状态来比较别人的状态，从表象去了解内在的病变，这是观察过和不及的道理。能够见到小的症状而得知重症所在，那么用来治病就不会失败了。善于诊病的医生，观察病人的气色，按脉诊断，先要辨明病是属阴还是属阳。审察脉象的清浊，从而知道身体的哪个部分发病；看病人

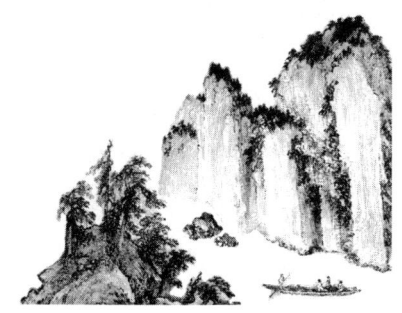

喘息的情况，听他的声音，从而知道他的痛苦所在；看四时不同的脉象，而知道疾病的根源所在；按住尺肤和寸口的穴位，诊察脉象的浮沉滑涩的表现而知道疾病从何而生。这样治疗就没有过失，这样诊断就不会有失误。

所以说：病在初起的时候，可用刺法治愈；病气正盛时，可以等待邪气稍退再施治。所以在他的病轻时予以疏散，在他的病重时加以攻泻；在他的形体羸弱时予以补养；形体不足的，运用温补之法而气血恢复；精力不足的，用药物滋补；病在高位的膈上，便用吐法；病在下焦，便用疏导通便之法；胸腹胀满的，可用泻下之法；病有伤风中邪的，可用辛凉发汗之法；病邪在皮毛的，可用辛温发汗之法；病势强劲难以控制的，可先抑制而稳住病情；病属实症，可用发散而泻火之法。观察病的阴阳，来区别用药剂的柔刚；阳病治其阴，阴病治其阳。辨明气分和血分，血实的就应该用泻血法，气虚的就应该用升补法。

阴阳离合论篇第六

【提要】

本篇节选重点讲述阴阳离合的理论。所谓阴阳是指阴经和阳经；离，分也；合，并也。指出天为阳、地为阴、日为阳、月为阴，阴阳之数合二为一，分而为二以致无穷的数理关系。

【原文】

黄帝问曰：余闻天为阳，地为阴；日为阳，月为阴。大小月三百六十日成一岁，人亦应之。今三阴三阳，不应阴阳，其故何也？

岐伯对曰：阴阳者，数之可十，推之可百；数之可千，推之可万；万之大，不可胜数，然其要一也。天覆地载，万物方生，未出地者，命曰阴处，名曰阴中之阴；则出地者，命曰阴中之阳。阳予之正，阴为之主。故生因春，长因夏，收因

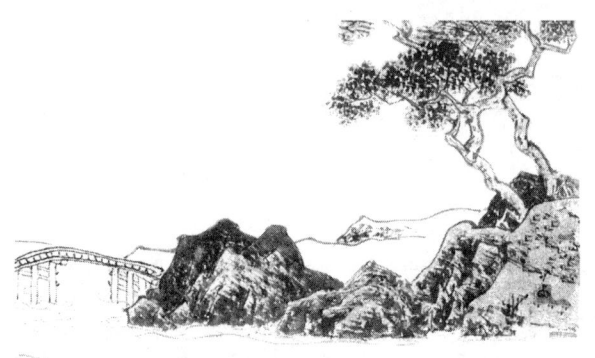

秋，藏因冬，失常则天地四塞。阴阳之变，其在人者，亦数之可数。

【译文】

黄帝问道：我听说天为阳，地为阴；日为阳，月为阴。大月小月加起来共三百六十天而成为一年，人体也与之相应。现如今人体的三阴三阳，却和天地阴阳之数不相对应，这是什么道理？

岐伯回答说：阴阳这个东西，数目可以是十，但推演起来就可以到百；数目可以是千，但推演起来就可以到万；万这样大的数目再演绎下去，就数不尽了，然而他的原则仍不外乎阴阳转化的道理。天地之间，万物初生，未长出地面的时候，叫作居于阴处，称之为阴中之阴；若长出地面的，就叫作阴中之阳。阳气促使万物生长，阴气致使万物成形。所以万物发生，仰赖春气的温暖；万物生长，依靠夏气的炎热；万物收获，借助秋气的清凉；万物闭藏，依赖冬气的寒冷。如果四时失常，天地间的万物就不能正常生长收藏。阴阳变化之道，人来说，也是可以用数的计算的。

阴阳别论篇第七

【提要】

本篇以阴阳理论解析脉象，节选部分介绍了人体的四经十二从与一年的四时十二月的对应关系，指出阴脉阳脉与人的死生的关系。

【原文】

黄帝问曰：人有四经十二从①，何谓？

岐伯对曰：四经应四时，十二从应十二月，十二月应十二脉。脉有阴阳，知阳者知阴，知阴者知阳。凡阳有五，五五二十五阳。

所谓阴者，真脏也，见则为败，败必死也；所谓阳者，胃脘之阳也。别于阳者，知病处也；别于阴者，知死生之期。三阳在头，三阴在手，所谓一也。别于阳者，知病忌时；别于阴者，知死生之期。谨熟阴阳，无与众谋。

所谓阴阳者，去者为阴，至者为阳；静者为阴，动者为阳；迟者为阴，数者为阳。

【注释】

①四经十二从：四经指肝、心、肺、肾四脏，十二从指手足三阴三阳十二经脉。

【译文】

黄帝问道：人有四经十二从，这是什么意思？

岐伯回答说：四经，是指与四时相应的四个脉象；十二从，是指与十二个月相应的十二经脉。脉有阴脉阳脉，能知道什么是阳脉，就能知道什么是阴脉；能知道什么是阴脉，就能知道什么是阳脉。阳脉有五种，即五脏的脉象；五时又各有脉象，所以阳脉有五五二十五种脉象。

所谓阴脉，就是五脏没有胃气的真脏脉。真脏脉出现是败象，败象出现则必死无疑。所谓阳脉，就是指胃脘所生的胃气之脉。能辨别阳脉的情况，就可以知道病根所在；能辨别真脏脉的情况，就能够知道死亡的时期。诊察三阳经脉在头上；诊察三阴经脉在手上。它们的脉象是一致的。辨别阳脉的结果，能知道疾病应有的忌讳；辨别阴脉的结果，能知道病人的死生之期。谨慎地熟知阴脉与阳脉，就无需向别人求证而疑惑不定了。

所说脉象的阴阳，脉去的为阴，脉来的为阳；脉静的为阴，脉动的为阳；脉迟的为阴，脉静的为阳。

灵兰秘典论篇第八

【提要】

所谓灵兰秘典,就是黄帝所藏的珍秘本经典。首先以官职做比喻,论述了人体五脏六腑的功能特点,指出心为主帅,强调"主明则下安,以此养生则寿""主不明则十二官危"的观点,以此说明人体的脏腑既分工又合作的相互关系。

【原文】

黄帝问曰:愿闻十二脏之相使,贵贱何如?

岐伯对曰:悉乎哉问也。请遂言之!心者,君主之官也,神明出焉。肺者,相傅之官,治节出焉。肝者,将军之官,谋虑出焉。胆者,中正之官,决断出焉。膻中者,臣使之官,喜乐出焉。脾胃者,仓廪之官,五味出焉。大肠者,传道之官,变化出焉。小肠者,受盛之官,化物出焉。肾者,作强之官,伎巧出焉。三焦者①,决渎之官,水道出焉。膀胱者,州都之官②,津液藏焉,气化则能出矣。凡此十二官者,不得相失也。

故主明则下安,以此养生则寿,殁世不殆,以为天下则大昌,主不明则十二官危,使道闭塞而不通,形乃大伤;以此养生则殃,以为天下者,其宗大危,戒之戒之。

至道在微,变化无穷,孰知其原。窘乎哉,消者瞿瞿③,孰知其要。闵闵之当④,孰者为良。恍惚之数⑤,生于毫氂;毫氂之数,起于度量。千之万之,可以益大,推之大之,其形乃制。

黄帝曰:善哉,余闻精光之道,大圣之业,而宣明大道,非斋戒择吉日不敢受也。

黄帝乃择吉日良兆,而藏灵兰之室,以传保焉。

【注释】

①三焦:指人的上焦、中焦、下焦三处器官,为六腑之一。

②州都：即水在州上的汇集之处。
③消者瞿瞿：形体消瘦，表情惊慌疑惑不定。
④闵闵：闵闵，忧愁的状态。闵闵之当，就是指忧愁而患得患失的样子。
⑤恍惚：似有似无，或明或暗的状态。

【译文】

黄帝说：我想听你谈一下人体十二个脏器的相互作用，他们的高低贵贱是怎样的呢？

岐伯回答说：你问得真详细呀！那就让我说说吧。心，主宰全身，是君主，人的精神意识都由此而出；肺，是宰相一类官，职责是调节全身的活动；肝，是将军一样的官，谋略由此而出；胆，是中枢机构的官，决策由此制定；膻中，是臣使之官，心志的喜乐靠它表达；脾和胃，是管理仓廪一类的官，五味食化靠它们的作用；大肠，是传导之官，食品消化依靠它完成；小肠，是主管接受并藏用之官，食物的分化排放依赖它；肾，是强势的官，它能够发挥人的创造技巧；三焦，是主管渠道疏导之官，它能够使得水道通行；膀胱，是主管州都一类的官，蓄藏津液，通过气化作用将尿液排出。以上这十二脏器官，其功能协调作用而不能相互脱节。

所以君主英明，下属则安定，用这样的道理来养生，就可以长寿，终生不会发生危害，以此来治理天下，就会使国家繁荣昌盛；君主如果不英明，那么，十二脏器官就要发生危险了，各种功能的作用途径就闭塞不通，形体就要受到严重伤害，用这样的道理养生就会招致灾殃，以此来治理天下，那宗庙社稷就危险了，千万要警惕呀再警惕！

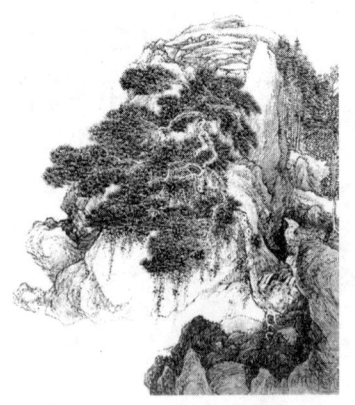

最深刻的道理是微妙的，变化无穷，谁能清楚它的本源？实在是困难呀！形体消瘦，表情惊慌疑惑不定的人，谁能知道他的原因究竟在哪里！那些暗昧难明、患得患失的状态，谁能知道它的好处是什么？那似有似无的数量，是产生于毫厘之间的小数目，而毫厘虽小，也是起于更小的度量，把它们千倍万倍地放大，再加以推进增益,才演变成有形的世界。

黄帝说:好啊!我听到了精辟透彻的道理,真是大圣人的辉煌事业。但要宣扬昌明这一宏大的理论,不是斋戒沐浴并选择吉祥的日子,是不敢承受的。

于是,黄帝选择良辰吉日,把这些道理的记录收藏在灵台兰室保存起来,使之流传后世。

六节脏象论篇第九

【提要】

所谓脏象,是指人体五脏以及他的体征表现于外的特征。本篇以甲子纪年的运数论述天地运行的规律,指出天象的节气、地理的划分与阴阳的关系。指出九野与九脏的关系,五运五气与春夏秋冬的关系,五色五味与五气五脏的关系,提出"五运终始,如环无端,其太过不及"的辩证关系。

【原文】

黄帝问曰:余闻以六六之节①,以成一岁,地以九九制会②,计人亦有三百六十五节,以为天地,久矣。不知其所谓也?

岐伯对曰:昭乎哉问也③,请遂言之!夫六六之节,九九制会者,所以正天之度④,气之数也。天度者,所以制日月之行也;气数者,所以纪化生之用也。

天为阳,地为阴;日为阳,月为阴。行有分纪,周有道理。日行一度,月行十三度而有奇焉。故大小月三百六十五日而成岁,积气余而盈闰矣⑤。立端于始,表正于中,推余于终,而天度毕矣。

帝曰:余已闻天度矣,愿闻气数,何以合之?

岐伯曰:天以六六为节,地以九九制会,天有十日⑥,日六竟而周甲,甲六覆而终岁⑦,三百六十日法也。夫自古通天者,生之本，本于阴阳。其气九州九窍⑧，皆通乎天气。故其生五，其气三。三而成天，三而成地，三而成人，三而三之，合则为九。九分为九野，九野为九脏⑨；故形脏四，神脏五，合为九脏以应之也。

【注释】

①六六之节：古人以甲子计数，以六十日为一甲子日，为一节。六节为一年三百六十天。

②九九制会：以九九作为计数的方法。

③昭乎哉：高明呀。

④正天之度：合乎天象的规则与法度。

⑤积气余而盈闰：累积节气的余数满一月就设置闰月。

⑥天有十日：即天干之甲乙丙丁戊己庚辛壬癸共十个数。

⑦日六竟而周甲，甲六覆而终岁：即十个天干与十二地支（子丑寅卯辰巳午未申酉戌亥）对应按序计数，六十日为甲子一周，故称周甲；六甲子日结束后就是一岁结束。

⑧九州九窍：《尚书·禹贡》分天下四方为冀州、兖州、青州、徐州、扬州、荆州、豫州、梁州、雍州九州，人身体有九窍与之对应，即人身上的九个空眼、耳、鼻六孔，二阴和一口。

⑨九野为九脏：古人区分地理以东、西、南、北、中及东北、东南、西北、西南为九野，人身体有九脏与之对应，即四形脏胃、大肠、小肠、膀胱和五神脏心、肝、脾、肺、肾。

【译文】

黄帝问道：我听说天是以六六甲子作为一年的基数，地是以九九计数的方法来配合天道，人又有三百六十五个穴位，与天地相对应，已是很久的了。但不知这究竟说的是什么？

岐伯回答说：你的问题很高明啊！请让我就此说说吧。六六之节和九九制会，是用来确定天象的运行规

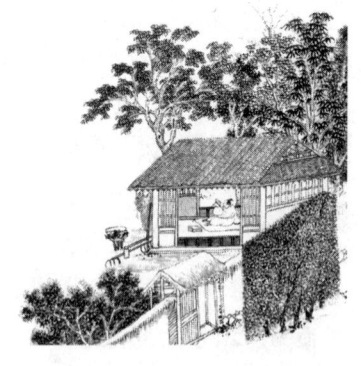

则和节气的划分基数的。天度,是用来计算日月行程的;气数,是用来标志万物化生规律的。

天为阳,地为阴;日为阳,月为阴。日月的运行有一定的区域,其周行也有一定的轨道。日行一度,月便行十三度有余数,所以大月、小月加起来三百六十五天成为一年,节气的盈余累积起来便产生了闰月。将冬至确定为岁首并以此为开始,用圭表的日影以测定时令节气的时间,推算节气的盈余一直到岁末,于是整个天度的变化就完全计算出来了。

黄帝说:我已经听说了天度,还想听你说说气数是怎样与天度相配的?

岐伯说:天以六六之数为节度,地以九九之数与之配合。天有十干,代表十日,十干循环六次而成一个周甲,周甲重复六次而成一年,这是三百六十日的计算方法。自古以来,都以通于天道而为生命的根本,这个根本就是阴阳之道。地有九州,人有九窍,都是与天道之气相通,天道阴阳生五行,阴阳之气又分而为上中下三气,上三气合而成天,下三气合而成地,中三气合而成人,三三之气而合成九气,于是在地分为九野,在人体分为九脏,其中形脏四、神脏五,合成九脏,以对应天道之气。

【原文】

帝曰:余已闻六六九九之会也,夫子言积气盈闰,愿闻何谓气?请夫子发蒙解惑焉①。

岐伯曰:此上帝所秘,先师传之也。

帝曰:请遂闻之。

岐伯曰:五日谓之候②,三候谓之气,六气谓之时,四时谓之岁,而各从其主治焉。五运相袭而皆治之③,终期之日,周而复始。时立气布④,如环无端,候亦同法。故曰:不知年之所加,气之盛衰,虚实之所起,不可以为工矣。

帝曰:五运终始,如环无端,其太过不及何如?

岐伯曰:五气更立⑤,各有所胜,盛虚之变,此其常也。

帝曰:平气何如?

岐伯曰:无过者也。

帝曰：太过不及奈何？

岐伯曰：在经有也。

帝曰：何谓所胜？

岐伯曰：春胜长夏，长夏胜冬，冬胜夏，夏胜秋，秋胜春，所谓得五行时之胜，各以其气命其脏。

帝曰：何以知其胜？

岐伯曰：求其至也，皆归始春，未至而至，此谓太过。则薄所不胜，而乘所胜也，命曰气淫。至而不至，此谓不及。则所胜妄行，而所生受病，所不胜薄之也，命曰气迫。所谓求其至者，气至之时也。谨候其时，气可与期；失时反候，五治不分；邪僻内生，工不能禁也。

帝曰：有不袭乎？

岐伯曰：苍天之气，不得无常也。气之不袭，是谓非常，非常则变矣。

帝曰：非常而变奈何？

岐伯曰：变至则病，所胜则微，所不胜则甚。因而重感于邪则死矣，故非其时则微，当其时则甚也。

帝曰：善。余闻气合而有形，因变以正名。天地之运，阴阳之化，其于万物，孰少孰多，可得闻乎？

岐伯曰：悉呼哉问也。天至广不可度，地至大不可量。大神灵问，请陈其方。草生五色，五色之变，不可胜视；草生五味，五味之美，不可胜极。嗜欲不同，各有所通。天食人以五气，地食人以五味。五气入鼻，藏于心肺，上使五色修明，音声能彰；五味入口，藏于肠胃；味有所藏，以养五气；气和而生，津液相成，神乃自生。

帝曰：脏象何如⑥？

岐伯曰：心者，生之本，神之变也。其华在面，其充在血脉，为阳中之太阳，通于夏气。肺者，气之本，魄之处也。其华在毛，其充在皮，为阳中之太阴，通于秋气。肾者，主蛰，封藏之本，精之处也。其华在发，其充在骨，为阴中之少阴，通于冬气。肝者，罢极之本，魂之居也。其华在爪，其充在筋，以生血气，其味酸，其色苍，此为阴中之少阳，通于春气。脾者，仓廪之本，营之居也。其华在唇四白，其充在肌，此至阴之类，通于土气。胃、大肠、小肠、三焦、膀胱名曰器，能化糟粕，转味而出入者也。凡十一脏，取决于胆也。

故人迎一盛，病在少阳；二盛，病在太阳；三盛，病在阳明；四盛已上为格阳。寸口一盛，病在厥阴；二盛，病在少阴；三盛，病在太阴；四盛，已上为关阴。人迎与寸口俱盛四倍已上为关格⑦。关格之脉赢，不能极于天地之精气，则死矣。

【注释】

①发蒙解惑：启发愚昧，解除疑惑。

②候：专有名词，与下文"气""时""岁"一样为本书所定义的名词，并被后世所沿用。

③五运相袭：金木水火土五行之气运行有度，相互作用承接。

④时立气布：四时确立，节气分布。

⑤五气更立：金、木、水、火、土五气更替而立。

⑥脏象：人体脏器所表现出来的迹象。

⑦关格：脉象极盛的称呼。阴关于内，阳格于外，关格指阴阳之气被阻隔不通达到极盛的状态。

【译文】

黄帝说：我已经明白了六六九九相配的道理，先生说气的盈余积累成为闰月，我想听您说是什么气？请您启发我的蒙昧，解释我的疑惑！

岐伯说：这是上帝的秘密理论，是先师传授给我的。

黄帝说：就请讲给我听一听吧。

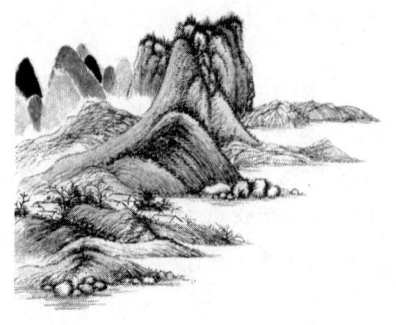

岐伯说：五日称为候，三候称为气，六气称为时，四时称为岁。它们各自具有与之配合而主治的方面。金、木、水、火、土五行递相承袭，各有主治之时，到了年终时，再从头开始循环。一年的四时确立、节气分布，顺时推移，如圆环而无开端，候也是如此。所以说，不知当年主气客气加临的情况、不知道气的盛衰和虚实的起因等情况，就不可以做个医师。

黄帝说：五行的运行，周而复始，如环无端，它的太过或不及是怎样的呢？

岐伯说：五行之气更替而为主，各有强弱，出现虚实盛衰的变化，这是正常的现象。

黄帝说：平气是怎样的呢？

岐伯说：这是没有太过的状况。

黄帝说：太过或不及的状况是怎样呢？

岐伯说：这些状况在经书中已有记载。

黄帝说：什么叫做有所胜？

岐伯说：春胜长夏，长夏胜冬，冬胜夏，夏胜秋，秋胜春，这就是五行之气根据时令而相胜的情况，又依其五行之气来影响对应的五脏。

黄帝说：怎样知道它们之间的相胜情况呢？

岐伯说：推求所属之气的到来，都是从立春开始。如果时令未到而气象先期到了，就称为太过；太过就会压迫它所不胜之气，侵犯它所胜之气，这就叫做气淫。时令到了而气象未到，就称为不及；不及的话胜它之气就会妄行无忌，其所生之气因缺乏资助而受害，其所不能胜的就会加以侵迫，这就叫做气迫。所谓追求气象的到来，就是在气象到来的时候，谨慎地等候时令的变化，那么气象到来时就可以与之相遇了。如果失去了时令而与气候相反，以致分不出五行之气所对应的时间，那么，邪僻之气必生于内，医师也就不能控制了。

黄帝说：五行之气有不相承袭的吗？

岐伯说：苍天之气的运行，不能没有常规。五行之气不按常规相承袭,就叫做反常的现象,反常就会使人发生病变。

黄帝说:反常的气象变化,是怎样的呢?

岐伯说:反常的气象变化会使人生病。如属于他所克服的,那么病就轻一些;如属于他所不能克服的,那么病就重一些;如果他同时感受到其他邪气,就会造成死亡。所以说反常气象的出现,不是该发生的时令,病就轻微;若正好在其所发之时令,病就重。

黄帝说:好啊。我听说天地之气的和合而形成万物,又由于它的变化而形态各异才有了不同的名物。天地的运行,阴阳的变化,它们对于万物的作用,哪个多?哪个少?可以听你讲讲吗?

岐伯说:你问得真详细呀!天极其广阔,不可度量;地极其博大,也很难测量。像您这样的大神灵问,就请让我说一说其中的道理吧。草木生有五色,而五色的变化,是看不尽的;草木生有五味,而五味的醇美,是尝不完的。人的嗜好欲望各有不同,是因为每个人对于色味的嗜欲是与五脏相通的。天供给人们五气,地供给人们五味。五气由鼻吸入,贮藏于心肺,其气上升,便使人的面色红润明丽,声音洪亮;五味入于口中,贮藏于肠胃,以养五脏之气,脏气和谐而保有生机,津液随之生成,神气就在自然产生了。

黄帝说:脏象是怎样的呢?

岐伯说:心,是生命的根本,是元神所居之处。它的荣光表现于面部,它供应的是血脉,为阳中的太阳,与夏气相应。肺是气的根本,是魄所居之处,它的荣光表现在毫毛,它供应的是皮肤,是阳中的太阴,与秋气相应。肾,主管蛰伏,是闭藏的根本,是精所居之处,它的荣光表现在头发,它供应的是骨,为阴中之少阴,与冬气相应。肝,是四肢之本,是魂所居之处,它的荣光表现在爪甲,它供应的是筋,用来生养血气,其味酸,其色苍青,为阴中之少阳,与春气相应。脾,是仓廪之本,是营卫所居之处,它的荣光在口唇四旁,它供应的是肌肉,这是至阴一类,与土气相应。胃、大肠、小肠、三焦、膀胱,名称为器,它们能化生出糟粕,转化五味的吸收和排泄,以上十一脏功能的发挥,都取决于胆的功能的正常发挥。

人迎脉大于平时一倍,病在少阳;大两倍,病在太阳;大三倍,病在阳明;大四倍以上,便是格阳,阳气太过,阴气难以与之相通。寸口脉大于平时一倍,病在厥阴;大两倍,病在少阴;大三倍,病在太阴;大四倍以上，便是关阴，阴气太过，阳气难以与之相通。若人迎脉与寸口脉俱大于平时四倍以上，就是关格，阴阳之气俱盛，相互阻隔不得相通。关格之脉气太盛太过，就不能再汲取天地阴阳之精气以补充自己，病人就会很快死去。

五脏生成篇第十

【提要】

本篇主要论五脏相生相制的关系，阐述了通过色脉而诊病的基本原则。详细说明五脏的器质与五色的关系、五脏的生性与五味的关系，指出诊脉探病与气血虚实顺逆的关系、脉象的浮沉滑涩与五脏的病理关系等临床必须掌握的要领。

【原文】

心之合脉也①，其荣色也，其主肾也。肺之合皮也，其荣毛也，其主心也。肝之合筋也，其荣爪也，其主肺也。脾之合肉也，其荣唇也，其主肝也。肾之合骨也，其荣发也，其主脾也。

是故多食咸，则脉凝泣而变色②；多食苦，则皮槁而毛拔；多食辛，则筋急而爪枯；多食酸，则肉胝皱而唇揭③；多食甘，则骨痛而发落。此五味之所伤也。故心欲苦，肺欲辛，肝欲酸，脾欲甘，肾欲咸。此五味之所合也。

五脏之气，故色见青如草兹者死④，黄如枳实者死，黑如炲者死⑤，赤如衃血者死⑥，白如枯骨者死。此五色之见死也。青如翠羽者生，赤如鸡冠者生，黄如蟹腹者生，白如豕膏者生，黑如乌羽者生。此五色之见生也。

生于心，如以缟裹朱⑦；生于肺，如以缟裹红；生于肝，如以缟裹绀；生于脾，如以缟裹栝楼实；生于肾，如以缟裹紫。此五藏所生之外荣也。

色味当五藏：白当肺、辛，赤当心、苦，青当肝、酸，黄当脾、甘，黑当肾、咸。故白当皮，赤当脉，青当筋，黄当肉，黑当骨。

【注释】

①心之合脉：心与血脉相应。

②凝泣：凝结不畅的样子。

③肉胝（zhī）皱（zhòu）而唇揭：肉厚多皱而口唇翘起。

④草兹：草之枯死之色。

⑤炱（tái）：烟气凝结成的黑灰色。

⑥衃（pēi）血：赤黑色的瘀血。

⑦缟：白色的丝绢。

【译文】

心脏与血脉相应，它的荣光表现在面色上，它的主导是肾脏；肺脏与皮肤相应，它的荣光表现在毫毛上，它的主导是心脏；肝脏与筋相应，它的荣光表现在手脚上，它的主导是肺脏；脾脏与肌肉相应，它的荣光表现在口唇上，它的主导是肝脏；肾与骨骼相应，它的荣光表现在头发上，它的主导是脾脏。

所以说，过多吃咸味的东西，则血脉凝结不畅，面色就会发生变化；过多吃苦味的东西，则皮肤干枯无光，毛发就会脱落；过多吃辛辣的东西，则筋脉痉挛，指甲就会枯槁；过多吃酸味的东西，则肌肉粗厚皱缩，口唇就会翘起；过多吃甜味的东西，则骨骼疼痛，头发就会脱落。这些都是五味所带来的伤害。所以，心性喜欢苦味，肺性喜欢辛味，肝性喜欢酸味，脾性喜欢甜味，肾性喜欢咸味。这是五味与五脏之气相对应的关系。

五脏的气色表现在面相上，像死草一样的青色，是死征；像枳实一样的黄色，是死征；

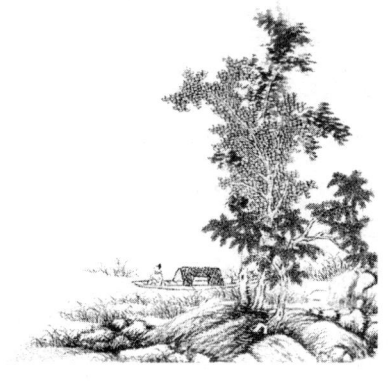

像烟灰一样的黑色，是死征；像死血一样的红色，是死征；像枯骨一样的白色，是死征。这是从五种颜色来判断死亡的情况。面部的颜色，青得像翠鸟的羽毛一样，是生色；红得像鸡冠一样，是生色；黄得像螃蟹的肚皮一样，是生色；白得像猪油一样，是生色；黑得像乌鸦的羽毛一样，是生色。这是从五种颜色来判断生存的情况。

有生机的心脏，面部的色泽就像是用白色的绸子裹朱砂；有生机的肺脏，面部的色泽就像是用白色的绸子裹着红色的东西；有生机的肝脏，面部的色泽就像是用白色的绸子裹着绛色的东西；有生机的脾脏，面部的色泽就像是用白色的绸子裹着栝楼子；有生机的肾脏，面部的色泽就像是用白色绸子裹着紫色的东西。这是健康五脏的色泽表现于外的征象。

五色五味与五脏相对应。白色与肺相对应，辛辣味；红色与心相对应，苦味；青色与肝相对应，酸味；黄色与脾相对应，甜味；黑色与肾相对应，咸味。所以说，白色与皮毛相应，红色与血脉相应，青色与筋相应，黄色与肌肉相应，黑色与骨相应。

【原文】

诸脉者皆属于目①，诸髓者皆属于脑，诸筋者皆属于节，诸血者皆属于心，诸气者皆属于肺。此四支八溪之朝夕也②。故人卧血归于肝，目受血而能视，足受血而能步，掌受血而能握，指受血而能摄。卧出而风吹之，血凝于肤者为痹，凝于脉者为泣，凝于足者为厥。此三者，血行而不得反其空，故为痹厥也。

人有大谷十二分③，小溪三百五十四名④，少十二俞。此皆卫气之所留止，邪气之所客也，针石缘而去之。诊病之始，五决为纪⑤，欲知其始，先建其母。所谓五决者，五脉也。是以头痛巅疾，下虚上实，过在足少阴、巨阳，甚则入肾。徇蒙招尤⑥，目冥耳聋，下实上虚，过在足少阳、厥阴，甚则入肝。腹满䐜胀，支鬲胠胁，下厥上冒，过在足太阴、阳明。咳嗽上气，厥在胸中，过在手阳明、太阴，甚则如肺。心烦头痛，病在鬲中，过在手巨阳、少阴,甚则入心。

夫脉之小大滑涩浮沉⑦,可以指别;五脏之象,可以类推;五藏相音,可以意识;五色微诊,可以目察。能合脉色,可以万全。赤,脉之至也,喘而坚,诊曰有积气在中,时害于食,名曰心痹,得之外疾,思虑而心虚,故邪从之。白,脉之至也,喘而浮,上虚下实,惊,有积气在胸中,喘而虚,名曰肺痹,寒热,得之醉而使内也。青,脉之至也,长而左右弹,有积气在心下支胠,名曰肝痹,得之寒湿,与疝同法,腰痛足清头痛。黄,脉之至也,大而虚,有积气在腹中,有厥气,名曰厥疝,女子同法,得之疾使四支,汗出当风。黑,脉之至也,下坚而大,有积气在小腹与阴,名曰肾痹,得之沐浴清水而卧。

凡相五色,面黄目青、面黄目赤、面黄目白、面黄目黑者,皆不死也。面青目赤、面赤目白、面青目黑、面黑目白、面赤目青,皆死也。

【注释】

①属(zhǔ):连接,归向。
②四支八溪之朝夕:即四肢和八节,手脚和肘关节、腕关节,膝关节、踝关节;朝夕:通"潮汐",指人身的气血运行如潮汐一样有规律地消长。
③大谷:大关节,即八大节加上肩关节和胯关节共十二个。
④小溪:人身上肌肉的交汇处,即穴位。
⑤五决为纪:以五脏之脉象为纲纪。
⑥循蒙招尤:迷迷糊糊,恍惚晕眩。
⑦滑涩浮沉:脉象的几种表现。

【译文】

人身上的各路经脉都与眼睛相连,各路骨髓都与脑相连,各路筋都与关节相连,各路血管都与心相连,各路气息都与肺相连。这是四肢八节的运行每天如同潮水一般有规律地消长的原因所在。所以,人躺下静卧的时

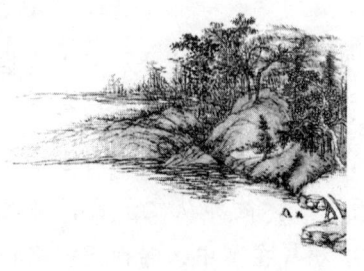

候,血归藏于肝脏。眼睛得到血的滋养,就能看东西;脚得到血的滋养,就能够行走;手掌得到血的滋养,就能把握东西;手指得到血的滋养,就能拿取东西。睡觉醒来起床外出却受了冷风所吹,血液凝滞于皮肤时,就会感到麻痹;血液凝滞于经脉,气血运行就会不畅;血液凝滞于脚,便形成厥冷。这三种情况,都是血液不能正常地回流到该去的通道之中的缘故,所以称之为痹厥症。

在人的身上,有大关节十二处,小空穴三百五十四处,那十二腧穴还不包括在内。这些受部位都是卫气所停留之处,也是邪气所客居的场所,也是使用针刺、砭石除病所依循的地方。在开始诊断疾病时,要以五脏的脉象作为纲领。要知道疾病的起因,就必须首先诊察各个脉象的状况。这里所说的五决,就是指五脏的脉象。所以头痛和头顶的疾病,属于下虚上实,病在足少阴经及足太阳经,病情加剧就会进入肾脏。迷迷糊糊,恍恍惚惚,耳不聪,目不明,便属于下实上虚,病在足少阳经与足厥阴经,病情加剧就会进入肝脏。腹部胀满,胸胁撑硬,下肢厥冷,头部眩晕,病在足太阳经与足阳明经。咳嗽气喘,胸中气逆不畅,病在手阳明经及手太阴经,病情加剧就会传入肺脏。心情烦闷头痛,胸膈有病,病在手太阳经及手少阴经,病情加剧就会传入心脏。

那些脉象的大小滑涩浮沉,均可以凭手指辨别;五脏的脉象,可以类推出来;五脏的音声,可以意会而区别;五色极其微妙,也可以凭眼睛进行观察。能够将脉象与色象结合起来,诊断就不会万无一失。面色发红,脉象极盛躁动如喘而且坚实,诊断为有郁结之气积于腹中,时常妨碍饮食,病名为心痹,病得之于思虑过度导致心气受伤而虚,邪气乘机而入。面色发白,脉象极盛躁动如喘而且浮动,上虚而下实,受到惊吓,有气积滞于胸中,喘息不止而虚,病名为肺痹,因为外感寒热,醉后行房所致。面色发青,脉象极盛而长,左右弹指有力,是有气积滞于心下,腹胀支撑两胁,病名为肝痹。病因是受寒湿之气所伤,与疝气的病相同,伴有腰痛、脚冷、头痛等症状。面色发黄,脉象极盛大而虚,是有气积滞于腹中,腹中气逆不顺,病名为厥疝,女子也有类似情况,病因是四肢过度劳累，出汗后伤风所致。面色发黑，脉象极盛下部坚硬而大，是有气积滞在小腹和阴部，病名为肾痹，病因是用凉水洗澡后就睡觉的缘故。

大凡观察五色，如果面黄目青，或面黄目红、面黄目白、面黄目黑的，都是不死的症状。但若是面青目红，或面红目白、面青目黑、面黑目白、面红目青的，均为死的症状。

五脏别论篇第十一

【提要】

所谓别论，即另外的论述，是指本篇所论述有关脏腑的内容与其他篇章不同，自成一家之言。本篇着重讨论了奇恒之腑、传化之腑及其功能特点，指出五脏藏精而不泄、六腑传化而不藏，指出诊治时必须牢记的"不言""不治"的师训。

【原文】

黄帝问曰：余闻方士①，或以脑髓为藏，或以肠胃为藏，或以为腑。敢问更相反，皆自谓是，不知其道，愿闻其说。

岐伯对曰：脑、髓、骨、脉、胆、女子胞，此六者，地气之所生也，皆藏于阴而象于地，故藏而不泻，名曰奇恒之腑②。夫胃、大肠、小肠、三焦、膀胱，此五者，天气之所生也，其气象天，故泻而不藏，此受五脏浊气，名曰传化之腑③。此不能久留，输泻者也。魄门亦为六腑④，使水谷不得久藏。所谓五脏者，藏精气而不泻也，故满而不能实。六腑者，传化物而不藏，故实而不能满也。水谷入口，则胃实而肠虚；食下，则肠实而胃虚。故曰实而不满⑤。

帝曰：气口何以独为五脏主⑥？

岐伯曰：胃者，水谷之海，六腑之大源也。五味入口，藏于胃，以养五脏气。气口亦太阴也，是以五脏六腑之气味，皆出于胃，变见于气口。故五气入鼻，藏于肺，肺有病，而鼻为之不利也。

凡治病，必察其下⑦，适其脉，观其志意⑧，与其病也。拘于鬼神者，不可与言至德；恶于针石者，不可与言至巧；病不许治者，病必不治，治之无功矣。

【注释】

①方士：方技之人，指医师。
②奇恒之腑：不同于一般的腑。
③传化之腑：传送化生之腑，即一般正常功能的腑。
④魄门：肛门。魄，通"粕"。
⑤实而不满：充实了却不满。
⑥气口：即"脉口""寸口"，中医确定的手掌后一寸位置的动脉组织。
⑦察其下：观察大小便。
⑧志意：心意。

【译文】

黄帝问道：我听医师说，有的人把脑髓作为脏，有的人把肠胃作为脏，有的人又把肠胃作为腑。他们的看法正好相反，但都以为自己是正确的，我不知道到底谁说的正确，希望听您讲一下。

岐伯回答说：脑、髓、骨、脉、胆、女人子宫，这六种脏器是禀受地气而生的，它们都能够藏蓄阴精，就像大地厚载万物一样，所以是藏而不泻，称之为"奇恒之腑"。胃、大肠、小肠、三焦、膀胱，这五种脏器是禀承天气而生的，它们就像天体一样运转不息，所以泻而不藏。它们承受五脏的浊气，称之为"传化之腑"。在此不能长期停留，食物在此经过分化精华被吸收后即将糟粕排出体外。加上肛门，也就成为六腑，它使饮食不能在此久留。所谓五脏，是藏精气而不排泻的，所以常常"满而不实"。所谓六腑，是传导饮食的变化而不蓄藏，所以常常是"实而不满"。饮食从口里进入胃以后，胃是充实的而肠道却是空虚的；当饮食从胃下行到肠道以后，肠道是充实的而胃却是空虚的，所以说是"实而不满"。

黄帝问：为什么寸口的脉象唯独可以指引五脏六腑的疾病？

岐伯说：胃是人体饮食汇合之处，是六腑的大源泉。饮食五味入口后，就先贮藏于胃，经过化生以充养五脏之气。寸口属于太阴肺经，所以五脏六腑之气都来源于胃，但气的变化却从寸口上表现出来。所以五气入鼻后，先藏于肺，肺若发生病变，鼻孔就不通不利。

凡是在治病的时候，必须探查病人的大小二便的情况，诊辨他的脉象，观察他的心意以及疾病情况。那些迷信并拘泥于鬼神的人，不能同他讲述高深的医学理论；害怕而厌恶针刺砭石的人，不能同他说明诊治的技巧；病人不允许给他治疗的，病一定治不好，勉强地治疗也不会有好的效果。

异法方宜论篇第十二

【提要】

本篇分别从东、南、西、北、中央五个方位的环境、气候的差异以及生活习惯的不同分析论证地理环境的不同所导致的疾病差异，指出医生临床治病时必须结合病人的具体情况因地、因人制宜。

【原文】

黄帝问曰：医之治病也，一病而治各不同，皆愈，何也？

岐伯对曰：地势使然也。故东方之域，天地之所始生也。鱼盐之地，海滨傍水，其民食鱼而嗜咸，皆安其处，美其食。鱼者使人热中①，盐者胜血②，故其民皆黑色疏理③。其病皆为痈疡，其治宜砭石。故砭石者，亦从东方来。

西方者，金玉之域，沙石之处，天地之所收引也。其民陵居而多风，水土刚强，其民不衣而褐荐④，华食而脂肥，故邪不能伤其形体。其病生于内，其治宜毒药⑤。故毒药者，亦从西方来。

北方者，天地所闭藏之域也。其地高陵居，风寒冰冽，其民乐野处而乳食，脏寒生满病⑥。其治宜灸焫⑦。故灸焫者，亦从北方来。

南方者，天地之所长养，阳之所盛处也。其地下，水土弱，雾露之所聚也。其民嗜酸而食胕，故其民皆致理而赤色。其病挛痹⑧，其治宜微针。故九针者，亦从南方来。

中央者，其地平以湿，天地所以生万物也众。其民食杂而不劳，故其病多痿厥寒热。其治宜导引按蹻⑨。故导引按蹻，亦从中央出也。

故圣人杂合以治，各得其所宜，故治所以异而病皆愈者，得病之情，知治之大体也。

【注释】

①热中：产生内热的毛病。
②胜血：因盐分被吸收而伤血。
③疏理：肌理疏松。
④褐荐：穿粗布衣服，睡草席。
⑤毒药：中草药。
⑥满病：胀满之病。
⑦灸焫（ruò）：点燃艾卷或艾炷灼烤穴位以治病，中医称艾灸。
⑧挛痹：痉挛，麻痹。
⑨导引按蹻：疏通经脉的气功等导引功法和按摩疗法。

【译文】

黄帝问道：医生治病，同一种病而治疗的各种方法不同，但结果都能治好，这是为什么？

岐伯回答说：这是因为地理形势的不同而形成的。东方地区，是天地间的生气开始产生的地方，是出产鱼和盐的地方。地处海滨而接近水，那地方的人多吃鱼类，并喜欢咸味的食物，他们安然居住在那里，享受着当地的美食。但鱼肉性热容易使人产生内热的毛病，而且食盐多咸会耗伤血液，所以当地的人大都皮肤黑，而且肌理疏松。该地多是痈疡之类的病。其治疗适用以砭石刺法。因此，砭石的治病方法，也是从东方传来的。

西方地区，是出产金玉、遍地沙石的地方，是天地收敛的气候。当地的人依山陵而居,其地多风,水土的性质刚硬。当地居民不穿丝质的衣服,而穿粗布衣裳,睡草席,但吃的是鲜美的肉食之类,因而体肥多脂肪,因此邪气不容易侵害他们的形体,他们的病多滋生于内脏。对他们的治疗,宜用药物。所以药物疗法,也是从西方传来的。

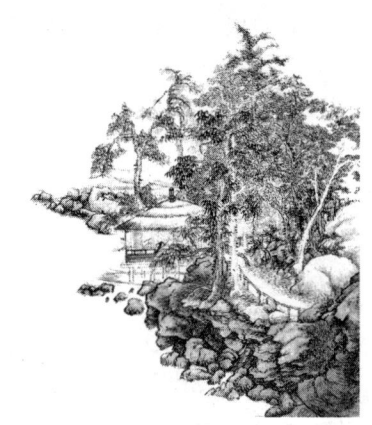

北方地区,是天地闭藏的气候地域,那里的地势高,人们依山陵而居,天气寒冷而且风紧冰冻。那里的人喜欢在野外生活,吃牛羊乳汁,内脏容易受寒热而生胀满的疾病。对其治疗,宜用艾灸。所以艾灸之法,也是从北方传来的。

南方地区,是天地养育万物、阳气最盛的地方,那里地势低洼,水土湿薄,雾露经常聚集。那里的人喜欢吃酸的和发酵的食物,因此他们的皮肤肌理紧密而泛红,其病是痉挛和麻痹一类。对其治疗,宜用小针针刺。所以九针的刺法,也是从南方传来的。

中央地区,地形平坦而潮湿,是天地间出产物资丰富的地方。那里的人吃的食物种类很多,不感到身心劳烦,因此他们的疾病多是痿弱、厥逆、寒热等症。其治疗宜用导引按摩等方法。所以导引按摩的方法,也是从中央地区推广开来的。

所以,高明的医生能够综合多种方法,针对不同的情况灵活施治。所以治疗的方法虽然不同,疾病都能愈。这是由于他们能够了解病情,懂得治疗大法的缘故呀。

移精变气论篇第十三

【提要】

本篇所谓移精变气是指通过转变人的意念而改变人的气脉,从而治疗疾病。指出上古之人、中古之人和暮世之人在自然环境、生活方式、处世态度等方面的不同,从而导致相同的疾病不同的治法。提出不辨天地五行,"则逆从倒行,标本不得,亡神失身"的论断。

【原文】

黄帝问曰:余闻古之治病,惟其移精变气①,可祝由而已②。今世治病,毒药治其内,针石治其外,或愈或不愈,何也?

岐伯对曰:往古人居禽兽之间,动作以避寒③,阴居以避暑④,内无眷慕之累⑤,外无伸宦之形。此恬惔之世,邪不能深入也。故毒药不能治其内,针石不能治其外,故可移精变气,祝由而已。当今之世不然,忧患缘其内,苦形伤其外,又失四时之从,逆寒暑之宜。贼风数至,虚邪朝夕,内至五脏骨髓,外伤空窍肌肤,所以小病必甚,大病必死。故祝由不能已也。

【注释】

①移精变气:转移意念来改变人的气脉。
②祝由:一种古老的求神祛病的方法。
③动作:活动肢体。
④阴居:居住的在背阴的地方。
⑤眷慕:眷恋爱慕之情。

【译文】

黄帝问道:我听说古时候治病,只是转移病人的精神改变气血的运行,就用"祝由"的方法治病罢了。现在的治病,要内服药物,外用针灸和砭石治病,有的病治好了,有的病治不好,这是为什么呢?

岐伯回答说:从前,古人与禽兽杂居,用活动肢体来驱除寒冷,居住到阴凉的地方躲避暑热,内心没有眷恋爱慕的情志拖累,身外又没有奔走求官的差使。这是恬淡的时代,邪气是不能侵入的。所以药物不能施治于内脏,针石不能灸治于肌肤,所以能够对转移病人的精神改变气脉的运行,只是用祝由治病而已。现在的情况不同了,忧患由体内而生,劳苦因外形所伤,又失去四季变化的规律,违背寒气暑热之时应当遵循的事项。贼风多次侵袭,虚邪之气从早至晚,内至五脏骨髓,外伤孔窍肌肤。所以小病必重,重病必死,所以用祝由的方法就不能治好疾病了。

【原文】

帝曰：善。余欲临病人，观死生，决嫌疑，欲知其要，如日月光，可得闻乎？

岐伯曰：色脉者①，上帝之所贵也，先师之所传也。上古使僦贷季②，理色脉而通神明，合之金木水火土，四时、八风、六合，不离其常，变化相移，以观其妙，以知其要。欲知其要，则色脉是矣。色以应日，脉以应月，常求其要，则其要也。夫色之变化，以应四时之脉。此上帝之所贵，以合于神明也。所以远死而近生，生道以长，命曰圣王。

中古之治病，至而治之。汤液十日，以去八风五痹之病；十日不已，治以草苏草荄之枝③。本末为助④，标本已得⑤，邪气乃服。

暮世之治病也，则不然。治不本四时，不知日月，不审逆从，病形已成，乃欲微针治其外，汤液治其内，粗工兇兇⑥，以为可攻，故病未已，新病复起。

【注释】

①色脉：气色和脉象。
②僦贷季：上古名医。
③草苏草荄：草叶子和草根。即中草药。
④本末：根本和枝节。
⑤标本：梢节和根本。
⑥兇兇：喧嚣、吵嚷的样子。

【译文】

黄帝道：很好！我想要面对病人，察探他的死生，判断疾病的是非。我想要明白这样诊病的要领，就如同日月一样光明，可以讲给我听吗？

岐伯曰：气色和脉象，是上帝所珍重的，也是先师所传授的。上古有位名医叫僦贷季，他梳理了气色和脉象诊病的原理，如同得到神助，结合金木水火土以及四时、八风、六合的运行规律，按照正常的发展变化，综合分析推测，从而观察它的奥妙，明白其中的要领。想要懂得这些要领，就只有色脉了。气色就像太阳而有阴晴，脉象就像月亮而有盈亏，经常研究这些要领，就是诊病的关键。而气色的变化，与四时的脉象是相应的。这是上古帝王所十分珍重的，并将之奉若神明。所以他能够远离死亡而救人生命。治病救人得以延续人的寿命，于是人们将之称为"圣王"。

中古时的医生治病，疾病发生时予以治疗，先让病人喝上十天米汤等，以祛除"八风""五痹"等病邪。如果十天还不痊愈，再用草药治疗。内外配合，标本兼治，邪气就被征服，疾病也就痊愈。

至于后世的医生治病，就不是这样了。治病不能根据四时的变化，不知道日月的关系，不辨别气血脉象的顺逆，等到疾病已经形成了，才想用微针治其外，汤液治其内。技术粗浅的医生，却吵吵嚷嚷地自认为可以治疗，结果是原来的疾病没有治好，新的疾病又产生了。

【原文】

帝曰：愿闻要道。

岐伯曰：治之要极，无失色脉。用之不惑，治之大则①。逆从倒行②，标本不得，亡神失身。去故就新，乃得真人③。

帝曰：余闻其要于夫子矣，夫子言不离色脉，此余之所知也。

岐伯曰：治之极于一④。

帝曰：何谓一？

岐伯曰：一者因问而得之。

帝曰：奈何？

岐伯曰：闭户塞牖⑤，系之病者，数问其情，以从其意。得神者昌，失神者亡。

帝曰：善。

【注释】

①大则：大原则。

②逆从倒行：即违背气脉运行的方向。

③真人：指上古得道的人。

④治之极于一：治病最关键的在于一个。

⑤闭户塞牖：关上门窗。

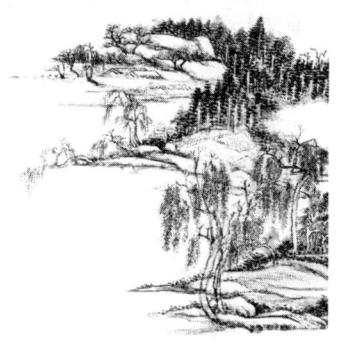

【译文】

黄帝说：我愿听一听根本的道理。

岐伯说：诊治疾病最重要的是不要搞错色脉。运用色脉而不疑惑，是诊治的最大原则。假使把病情的顺逆搞错了，而本末倒置，会损害病人的精神，伤害他的身体。因此，淘汰旧的观念而接受新的学问，就可以达到上古真人的地步了。

黄帝说：我已经从先生您这里听到这些重要道理了，先生所说的离不开色脉，这是我所知道的。

岐伯说：诊治疾病有一个最关键的方法。

黄帝说：什么是"一个最关键的方法"？

岐伯说：就是向病人询问。

黄帝说：怎样询问？

岐伯说：关好门窗，与病人在一起，耐心细致地从几个方面询问他的病情，引导他如实地说明情况。得到神色的，就会好起来；失去神色的，就会死亡。

黄帝说：好。

汤液醪醴论篇第十四

【提要】

所谓汤液醪醴，是指由五谷所制成的汤汁一类的食物或酒类。清淡稀薄的称之为汤液，稠浊味厚的称之为醪醴。相当于现在的米汤或醪糟、米酒一类东西。本篇着重介绍了汤液醪醴的原料、制作方法和服用功能，指出内服外针结合施治的基本要求。提出"嗜欲无穷，而忧患不止""标本不得，邪气不服"的重要论断。

【原文】

黄帝问曰：为五谷汤液及醪醴奈何①？

岐伯对曰：必以稻米，炊之稻薪。稻米者完，稻薪者坚。

帝曰：何以然？

岐伯曰：此得天地之和，高下之宜，故能至完；伐取得时，故能至坚也。

帝曰：上古圣人作汤液醪醴，为而不用，何也？

岐伯曰：自古圣人之作汤液醪醴者，以为备耳！夫上古作汤液，故为而弗服也。中古之世，道德稍衰，邪气时至，服之万全。

帝曰：今之世不必已，何也。

岐伯曰：当今之世，必齐毒药攻其中，镵石针艾治其外也②。

帝曰：形弊血尽而功不立者何？

岐伯曰：神不使也。

帝曰：何谓神不使？

岐伯曰：针石，道也。精神不进，志意不治，故病不可愈。今精坏神去，荣卫不可复收③，何者？嗜欲无穷，而忧患不止，精气弛坏，荣泣卫除，故神去之而病不愈也。

帝曰：夫病之始生也，极微极精，必先入结于皮肤。今良工皆称曰：病成名曰逆，则针石不能治，良药不能及也。今良工皆得其法，守其数，亲戚、兄弟、远近音声日闻于耳，五色日见于目，而病不愈者，亦何暇不早乎？

岐伯曰：病为本，工为标，标本不得，邪气不服，此之谓也。

帝曰：其有不从毫毛而生，五脏阳以竭也，津液充郭，其魄独居，孤精于内，气耗于外，形不可与衣相保，此四极急而动中,是气拒于内而形施于外,治之奈何?

岐伯曰:平治于权衡,去宛陈莝④,微动四极,温衣,缪刺其处,以复其形。开鬼门⑤,洁净府,精以时服;五阳已布,疏涤五脏,故精自生,形自盛,骨肉相保,巨气乃平。

帝曰:善。

【注释】

①五谷汤液及醪醴:稻米等五谷做成的米汤等和米酒等物。
②镵(chán)石:一种用来治病的石针。
③荣卫:又作营卫。中医认为血气是保护人体重要存在。血为荣,气为卫。
④去宛(yù)陈莝(cuò):去除瘀血,消除水肿。
⑤鬼门:汗孔。

【译文】

黄帝问道:用五谷来做成汤液及醪醴,怎么做呢?

岐伯回答说:必须用稻米做原料,稻秆做燃料。稻米是上等的食物,稻秆又很坚劲。

黄帝问道:何以见得?

岐伯说:稻谷得以禀受天地之和气,生长于高下适宜的地方,所以最适宜于人类;而且它收割正当其时,所以它的秆最坚实。

黄帝说:上古时代的圣人,制作汤液和醪醴,虽然制成却不利用,为什么呢?

岐伯说:自古的圣人之所以制作汤液和醪醴,是作为备用的。因此上古制作了汤液,做成但放在那里不让人服食。中古之时,养生之道稍衰,邪气时不时侵害人身而生病,但只要喝了汤液醪醴,就会好了。

黄帝说:现在的人得病,即使喝了汤液醪醴,病却不一定好,为什么呢?

岐伯说:现在的人一有疾病,必定要内服药物攻其内脏,外用砭石、针灸和艾灸施治于肌体。

黄帝说:对于形体疲敝、气血耗尽的人,治疗不能见效,为什么呢?

岐伯说：因为病人的精神使不上劲了。

黄帝说：什么叫精神使不上劲？

岐伯说：针石，是导引气血治病的一种方法。病人的精神衰退，自以为治不好了，所以导引起不了作用，病便治不好。如今精血已坏，神气离去，气血不可收复聚拢。为什么呢？由于贪图嗜欲，没有节制，但忧愁和祸患又没有停止，以致精气败坏衰亡，血气枯涩，护卫身体的作用消失。所以精神一旦失去，他的病就治不好了。

黄帝说：刚刚生病之时，是极小极轻的，肯定先侵入并聚集在皮肤上。现在的好医生都说：病一旦生成就称之为逆，那么用针石不能治，吃汤药也不管用。现在的好医生都懂得这个规则，坚守着他的技艺，与病人像亲戚兄弟一样亲近，他的声音变化每日都能听到，容色的变化每日都能亲眼看到，但是病却治不好，为什么呢？或者是没有时间及早治疗的原因吗？

岐伯说：病人为本，医生为标，标本不能合作，病邪就不能制伏。正是这个道理。

黄帝说：其中有不是从外表的毫毛而生的，是因为五脏的阳气衰竭而长生的疾病。津液停留于皮肤，阴气独盛，独居于内，而阳气消耗于外，以至于形体浮肿，原来的衣服也不能穿了。这是四肢忽然生病而影响到内脏，阴气被拒于内而表现于外。对这种病怎样治疗呢？

岐伯说：平衡身体的阴阳，消肿脱水，清除瘀血，轻微运动病人的四肢，穿温暖的衣服，用缪刺的方法，以恢复原来的形态。用促使发汗和通利小便的方法，使精气便会回归正常的运行态势，疏通五脏的郁积。这样，精气自会生成，形体也自会强盛，骨骼与肌肉互相保护依附，正气也就恢复正常了。

黄帝说：讲得很好。

经脉别论篇第二十一

【提要】

本篇节选主要论述人的居住环境、情志状况和动静劳逸、性情勇怯对于人的脉搏会有影响，因而在临床诊断时必须综合予以考察，才能得出正确的结论,详细地阐述了饮食的消化、吸收、传布与五脏气脉的密切关系。

【原文】

黄帝问曰:人之居处动静勇怯,脉亦为之变乎?

岐伯对曰:凡人之惊恐恚劳动静①,皆为变也。是以夜行则喘出于肾②,淫气病肺③;有所堕恐,喘出于肝,淫气害脾;有所惊恐,喘出于肺,淫气伤心;度水跌仆,喘出于肾与骨,当是之时,勇者气行则已,怯者则着而为病也。故曰:诊病之道,观人勇怯、骨肉皮肤,能知其情,以为诊法也。

故饮食饱甚,汗出于胃;惊而夺精,汗出于心;持重远行,汗出于肾;疾走恐惧,汗出于肝;摇体劳苦,汗出于脾。故春秋冬夏,四时阴阳,生病起于过用,此为常也。

食气入胃,散精于肝,淫气于筋;食气入胃,浊气归心,淫精于脉;脉气流经,经气归于肺,肺朝百脉,输精于皮毛;脉合精,行气于腑;腑精神明,留于四藏。气归于权衡,权衡以平,气口成寸,以决死生。

饮入于胃,游溢精气,上输于脾;脾气散精,上归于肺,通调水道,下输膀胱;水精四布,五经并行,合于四时,五脏阴阳,揆度以为常也④。

【注释】

①恚劳:愤怒,劳累。
②喘:因某事而出气。
③淫气:过度的多余的气。
④揆度:测量,揣度。

【译文】

黄帝问道:人们的居住环境、动和静、勇敢和怯懦的情况有所不同,其经脉血气也随着变化吗?

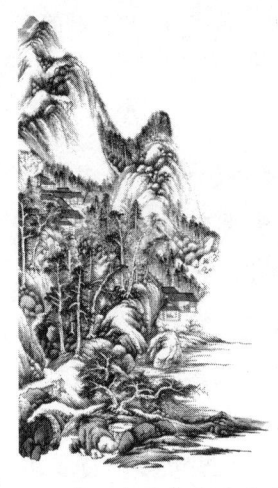

岐伯回答说：人在受惊害怕、愤怒劳累、动或静的情况下，都要发生变化。所以夜间远行，则恐惧不安之气出于肾脏，那些偏胜之气，就会侵犯肺脏。若因坠落而受到恐吓，其恐惧不安之气出于肝脏，那些偏胜之气就会侵犯脾脏。或有所惊恐，惊恐之气出于肺，其偏胜之气就会侵犯心脏。渡水而跌仆，其惊慌之气出于肾脏和骨骼。在这个时候，勇敢的人气血畅行，就没有什么；怯弱的人，气血不畅，就会发生病变。所以说：诊察疾病之道，观察病人的勇敢与怯懦、骨肉与皮肤的变化，就能了解病情，并以此作为诊病的方法。

所以在饮食过饱的时候，则汗出于胃；受惊而削弱人的精神，则汗出于心；负重而远行的时候，则汗出于肾；疾走而恐惧的时候，则汗出于肝；身体摇动劳苦的时候，则汗出于脾。所以春夏秋冬四季阴阳变化之时，生病是因为人的过度劳作所致，这是通常的道理。

食物入胃，其所化生的一部分精微之气输散到肝脏，再将剩余的精微之气滋养于筋；食物入胃，其所化生的五谷之气，流注于心，再将多余的滋养于血脉；脉气流注经络之中，到达于肺，肺又将血气输送到全身百脉中去，以至皮毛。脉气和经气汇合，运行至六腑。经六腑化生精神，周流于四脏。这些气血的变化总之要取决于是否平衡。阴阳平衡，就表现在气口的脉象上，因而从气口的脉象能够判断疾病的好坏。

水液入胃以后，流布分散其精气，上行输送到脾，经脾气的布散其精气，上归于肺，肺气运行通调水道，下输于膀胱。如此则水精四布，并行于五脏之经脉，合乎四时五脏阴阳的变化。这是可以测度的正常现象。

宣明五气篇第二十三

【提要】

宣明五气，即对于五脏之气的说明。本篇以五脏为对象，从五味、五气、五精、五病、五邪、五劳等与五脏具体而微的关系和影响方面入手,详细地阐述了人的日常生活尤其是饮食起居与发病的关系。

【原文】

五味所入:酸入肝,辛入肺,苦入心,咸入肾,甘入脾。是为五入。

五气所病①:心为噫,肺为咳,肝为语,脾为吞,肾为欠、为嚏,胃为气逆、为哕、为恐,大肠小肠为泄,下焦溢为水,膀胱不利为癃、不约为遗溺,胆为怒。是为五病。

五精所并②:精气并于心则喜,并于肺则悲,并于肝则忧,并于脾则畏,并于肾则恐。是谓五并,虚而相并者也。

五脏所恶③:心恶热,肺恶寒,肝恶风,脾恶湿,肾恶燥。是谓五恶。

五脏化液④:心主汗,肺主涕,肝主泪,脾主涎,肾主唾。是为五液。

五味所禁⑤:辛走气,气病,无多食辛;咸走血,血病,无多食咸;苦走骨,骨病,无多食苦;甘走肉,肉病,无多食甘;酸走筋,筋病,无多食酸。是谓五禁,无令多食。

五病所发⑥:阴病发于骨,阳病发于血,阴病发于肉,阳病发于冬,阴病发于夏。是谓五发。

五邪所乱⑦:邪入于阳则狂,邪入于阴则痹,搏阳则为巅疾,搏阴则为瘖,阳入之阴则静,阴出之阳则怒。是为五乱。

五邪所见⑧:春得秋脉,夏得冬脉,长夏得春脉,秋得夏脉,冬得长夏脉,名曰阴出之阳,病善怒,不治。是谓五邪,皆同命,死不治。

五脏所藏:心藏神,肺藏魄,肝藏魂,脾藏意,肾藏志。是谓五脏所藏。

五脏所主:心主脉,肺主皮,肝主筋,脾主肉,肾主骨。

是为五主。

五劳所伤⑨：久视伤血，久卧伤气，久坐伤肉，久立伤骨，久行伤筋。是谓五劳所伤。

五脉应象⑩：肝脉弦，心脉钩，脾脉代，肺脉毛，肾脉石。是谓五脏之脉。

【注释】

①五气所病：五脏之气的病变。

②五精所并：五脏精气的合并。

③五脏所恶：五脏之所恶的。

④五脏化液：五脏化生的液体。

⑤五味所禁：五味所禁止的。

⑥五病所发：五种疾病所发生的。

⑦五邪所乱：五种邪气所扰乱的。

⑧五邪所见：五种邪气所表现的。

⑨五劳所伤：五种劳作所伤损的。

⑩五脉应象：五种脉象所显示的对应物。

【译文】

酸、辛、苦、咸、甘五味所入的分别是肝、肺、心、肾、脾五脏。

五脏之气所发生的病变：心表现为噫气；肺表现为咳嗽；肝表现为多言；脾表现为吞酸；肾表现为打呵欠、打喷嚏；胃气失调则表现为气逆、打嗝、有恐惧感；大肠、小肠病则表现为腹泻；下焦病表现为水液泛溢而为水肿；膀胱病表现为不通畅而为癃闭，不能约束则为遗尿；胆病表现为易发怒。这就是五病。

五脏之精气相并所发生的疾病：精气并于心则喜，精气并于肺则悲，精气并于肝则忧，精气并于脾则畏，精气并于肾则恐。这就是所说的五并，都是由于五脏之气虚相并所致。

五脏之所恶：心恶热，肺恶寒，肝恶风，脾恶湿，肾恶燥，恶即忌讳的意思，这就是五恶。

五脏化生液体：心之液化为汗，肺之液化为涕，肝之液化为泪，脾之液化为涎，肾之液化为唾。这是五液。

五味所禁止的：辛味走气，气病，不可多食辛味；咸味走血，血病，不可多食咸味；苦味走骨，骨病，不可多食苦味；甜味走肉，肉病，不可多食甜味；酸味走筋，筋病，不可多食酸味。这就是五禁，不可使之多食。

五病的发生：阴病发生于骨，阳病发生于血；阴病发生于肉（阳病发生于肤）；阳病发生于冬，阴病发生于夏。这是五发。

五种邪气所扰乱的：邪入于阳分，则表现为狂；邪入于阴，而表现为痹病；邪搏于阳则为癫疾；邪搏于阴则为音哑之疾；邪由阳而入于阴，则表现为静；邪由阴而出于阳，则表现为怒。这就是所谓五乱。

五种邪气所表现的：春天见到秋天的脉象，夏天见到冬天的脉象，长夏见到春天的脉象，秋天见到夏天的脉象，冬天见到长夏的脉象。这种现象称之为阴出之于阳，表现为善于发怒，是不治之症。这就是所谓的五邪，是同一症状，属于死症。

五脏所藏：心藏神，肺藏魄，肝藏魂，脾藏意，肾藏志。这就是五脏所藏。

五脏所主：心主脉，肺主皮，肝主筋，脾主肉，肾主骨。这就是五主。

五种劳作所伤损的：久视则伤血，久卧则伤气，久坐则伤肉，久立则伤骨，久行则伤筋。这就是五劳所伤。

五种脉象所显示的对应物：肝脏脉象如弓弦，心脏脉象如带钩，脾脏脉象如更代，肺脏脉象如秋毛，肾脏脉象如沉石。这就是所谓五脏的脉象。

宝命全形论篇第二十五

【提要】

所谓宝命全形，即珍惜生命，保全形体。本篇开宗明义说："天覆地载，万物悉备，莫贵于人。"如何才能做到宝命全形？本书指出"法天则地，随应而动"，追求内外环境的统一，顺应天地阴阳之气，坚守天人相应的整体观念，是医生必须掌握的基本原则，并提出针刺的五种方法。

【原文】

黄帝问曰：天覆地载，万物悉备，莫贵于人。人以天地之气生，四时之法成。君王众庶，尽欲全形。形之疾病，莫知其情，留淫日深，著于骨髓，心私虑之。余欲针除其疾病，为之奈何？

岐伯对曰：夫盐之味咸者，其气令器津泄①；弦绝者，其音嘶败；木敷者，其叶发；病深者，其声哕②。人有此三者，是谓坏腑，毒药无治，短针无取，此皆绝皮伤肉③，血气争矣。

帝曰：余念其痛，心为之乱惑，反甚其病④，不可更代。百姓闻之，以为残贼⑤，为之奈何。

岐伯曰：夫人生于地，悬命于天，天地合气，命之曰人。人能应四时者，天地为之父母；知万物者，谓之天子。天有阴阳，人有十二节；天有寒暑，人有虚实。能经天地阴阳之化者，不失四时；知十二节之理者，圣智不能欺也；能存八动之变，五胜更立⑥；能达虚实之数者，独出独入，呿吟至微⑦，秋毫在目。

【注释】

①其气令器津泄：盐气使器物渗出水。
②哕（huì）：象声词，即深沉喑哑的样子。
③绝皮伤肉：皮肤和肌肉都受到伤害。
④反甚：反而加重。
⑤残贼：残忍的坏人。
⑥五胜更立：五行变换而立。
⑦呿（qù）吟至微：呼吸微弱。呿，张口。

【译文】

黄帝问道：天地之间，万物俱备，没有什么东西比人更珍贵了。人依靠天地之气而生存，并随着四时的变化规律而生活着。上至君主，下至平民，都愿意保全形体的健康。但是往往身体有了病，却不能够察知，以致病邪潜伏并逐渐发展，乃至深入骨髓，难以去除。我的心理为此甚感忧虑，要想针除他们的疾病，应该怎样办？

岐伯回答说：盐的味道是咸的，盐气却能够使贮藏的器具渗出水来；琴弦将断的时候，发出的声音是嘶败的；内部已腐坏的树木，其枝叶好像很繁茂；病重的人，他的声音就是深沉喑哑的。人要是有了这三种病象，内脏已坏，就是所说的坏腑，药物治不了，针灸也失去作用。这些皮肤肌肉都受伤败坏，血气不相统属，就很难挽回了。

黄帝道：我惦念着他们的痛苦，因此心里慌乱困惑，担心如果治疗不当反而加重他们的病情，便不可挽回了，所以不敢轻易下手看病。百姓们听了，将认为我是残忍的坏人，怎么办呢？

岐伯说：一个人生活在地上，但是命运却掌握在天的手里。天地之气相合而生，便称之为人。人能适应四时变迁的原因，便是由于天地是他们的父母；那个知晓天地万物的天才，就被称之为天子。天有阴阳两种变化，人有十二经脉运行；天有寒往暑来，人有虚实盛衰。能够顺应天地阴阳的变化的人，就不会违背四时更替的规律；了解十二经脉运行规律的人，他的智慧能明达事理，就不会被糊弄欺蒙了。能掌握八风的演变，五行的更立，通达虚实变化的规律，就一定能够独立思考、果敢行事，即使是微弱的呼吸变化，也能够明察秋毫，隐瞒不了。

【原文】

帝曰：人生有形，不离阴阳；天地合气，别为九野，分为四时。月有大小，日有短长，万物并至，不可胜量。虚实呿吟，敢问其方？

岐伯曰：木得金而伐，火得水而灭，土得木而达，金得火而缺，水得土而绝。万物尽然，不可胜竭。故针有悬布天下者五，黔首共余食①，莫知之也。一曰治神，二曰知养身，三曰知毒药为真，四曰制砭石大小，五曰知腑脏血气之诊。五法俱立，各有所先。今末世之刺也，虚者实之，满者泄之。此皆众工所共知也。若夫法天则地，随应而动，和之者若响，随之者若影，道无鬼神②，独来独往。

帝曰：愿闻其道。

岐伯曰：凡刺之真③，必先治神。五脏已定，九候已备，后乃存针。众脉不见，众凶弗闻，外内相得，无以形先，可玩往来，乃施于人。人有虚实，五虚勿近，五实勿远，至其当发，间不容瞚④。手动若务，针耀而匀。静意视息，观适之变，是谓冥冥⑤，莫知其形。见其乌乌⑥，见其稷稷⑦，徒见其飞，不知其谁。伏如横弩，起如发机。

帝曰：何如而虚？何如而实？

岐伯曰：刺虚者须其实，刺实者须其虚。经气已至，慎守勿失，深浅在志，远近若一，如临深渊，手如握虎，神无营于众物。

【注释】

①黔首共余食：百姓们都吃饱了饭。
②道无鬼神：道并没有神神秘秘的。
③真：正确。
④间不容瞚（shùn）：间隔不容许转眼之间。
⑤冥冥：无形无象的样子。
⑥乌乌：指群鸟。
⑦稷稷：长势旺盛的稷谷。

【译文】

黄帝说：人生而有形体，离不开阴阳的变化，天地之气相合，从地理上区别，分为九野；从气候上来讲，分为四时。月份有大小，昼夜有短长，天地间的万物一起生长来到世界上，不可胜数，我要根据患者的细微变化分辨其症状，请问能够运用什么方法呢？

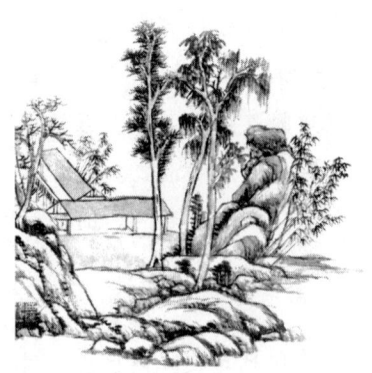

岐伯说：木遇到金，就能被砍伐；火受到水，就能被熄灭；土得到木垦，就能被疏松；金遇到火，就能被熔化；水遇到土，就能被遏

止。这种克制变化,万物都是一样,不胜枚举。所以用针刺来治疗疾病,能够公布天下人民的,有五种,但人们都只顾吃饱了饭,没有人懂得这些道理。一是要控制自己的思想,精神专一,二是要懂得养身之道,三是要了解药物真正的性能,四要制作砭石的大小,五是要明白脏腑血气的诊断方法。这五种方法并存与世,如何运用,有缓急先后之别。现在运用针刺的方法治病,通常是治虚用补法,制满用泻法,这是医师们大家都知道的。若能按照天地阴阳的变化之道,随机应变,如响之应,如影随形,那么疗效就能更好。医学的道理并没有什么神秘,只要懂得这些道理,就能运用自如了。

黄帝道:我愿意听你讲讲这个道理。

岐伯说:大凡针刺的关键,必先集中思想。等到五脏的虚实已经了解,三部九候的脉象也探查清楚,然后下针。旁边就当没有看见,有人喧闹就当没有听到,有效地结合外象的观察和内脏的听诊,判断内外的症状是否一致,不能单独以外象为依据,要将经脉血气往来的情况状况反复斟酌,才可施针于病人。病人有虚实之分,见到五虚的症状不可草率施以补针,见到五实的症状也不可放弃补针之治,要掌握好针刺的时机下手,时机就在瞬息之间,不容错过。针刺之时手的动作要专一协调,针要洁净明亮而均匀。平心静气,思想专一,注意观察病人的变化,这种被称之为无形无象的境地,没有人知道它的具体形象,见到它就像鸟儿集合一样往前窜动,又好像稷谷一样繁茂昌盛。气之往来,正如鸟之飞翔,只看到群鸟飞翔,却不知道谁是谁,难以确认其踪迹。所以用针之法,当气未至的时候,就应该留针候气,正如横弩之待发,一当气应的时候,就应当扣动扳机立即射箭,迅速起针。

黄帝道:怎样治疗虚症?怎样治疗实症?

岐伯说:针刺虚症必须用补法,针刺实症必须用泻法。当针下感到经气已至,就要慎重把握,不失时机。针刺无论深浅,全在心意所致,灵活掌握,取穴不管远近,其道理都是一致的。千万必须精神专一,如临深渊,小心谨慎,又好像手中捉着一只猛虎,必须坚定有力,全神贯注,不敢为其他事物分一点点心。

八正神明论篇第二十六

【提要】

本篇阐明四时八正与人的气血盛衰、针刺补泻的关系,提出"上工救其萌芽""下工救其已成"的论点,指出早期诊断治疗的重要意义;指出"泻必用方""补必用员"的补泄之法,说明望、闻、问、切四诊结合诊治的重要价值。

【原文】

黄帝问曰:用针之服,必有法则焉,今何法何则?

岐伯对曰:法天则地,合以天光。

帝曰:愿卒闻之。

岐伯曰:凡刺之法,必候日月星辰、四时八正之气,气定乃刺之。是故天温日明,则人血淖液而卫气浮;天寒日阴,则人血凝泣而卫气沉①;月始生,则血气始精,卫气始行;月郭满,则血气实,肌肉坚;月郭空,则肌肉减,经络虚,卫气去,形独居,是以因天时而调血气也。

是以天寒无刺,天温无疑;月生无泻,月满无补,月郭空无治。是谓得时而调之。因天之序,盛虚之时,移光定位②,正立而待之。故曰月生而泻,是谓重虚;月满而补,血气扬溢,络有留血,命曰重实;月郭空而治,是谓乱经。阴阳相错,真邪不别,沉以留止,外虚内乱,淫邪乃起。

帝曰:星辰八正四时何候?

岐伯曰:星辰者,所以制日月之行也;八正者,所以候八风之虚邪,以时至者也;四时者,所以分春秋冬夏之气所在,以时调之也。八正之虚邪,而避之勿犯也。以身之虚而逢天之虚,两虚相感,其气至骨,入则伤五脏,工候救之③,弗能伤也。故曰:天忌不可不知也④。

【注释】

①凝泣（sè）：泣，通"涩"，血凝于脉之象，指凝滞不畅。
②移光定位：随着日光的变换而确定气血的部位。
③工候救之：高明的医师救治他。
④天忌：与生俱来的生理忌讳。

【译文】

黄帝问道：用针的技术，必然有一定的法则，那么究竟有什么方法、什么准则呢？

岐伯回答说：依照天地的运行之道，并结合日月之光去体会。

黄帝道：我愿听听你详尽地说说。

岐伯说：大凡针刺之法，必须观察日月星辰及四时八正之气的变化，气定了方可进行。之所以如此是因为气候温和、日色晴朗时，人的血液就润泽通畅；而卫气上浮，天气寒冷、日色阴沉时，人的血液则滞涩不畅，而卫气下沉。月亮初生的时候，人的血气开始生成精气，卫气开始周行；月圆的时候，人体的血气则充实，肌肉坚实；月隐无光的时候，肌肉就减弱，经络就空虚，则卫气衰减，形体独居。所以要顺着天时而调剂血气。

所以天气寒冷时，不要针刺；天气温和时，不要迟疑；月亮初生的时候，不可用泻法；月亮正圆的时候，不可用补法；月黑无光的时候，不要施治。这就是所谓得天时之气而调治气血。依照天体运行的规则，按照月亮盈亏盛虚的现象，随着日光的变换而确定气血的部位，平心静气地站着而等待时机的来临。所以说：月初生时而泻，就会使内脏更加虚弱；月圆时而补，就会使血气更加充满而溢，以致脉络中有血液留滞，这叫做重实；月黑无光的时候施治，就会扰乱经气，称之为乱经。这必然引起阴阳相错，真气与邪气不分，邪气深入留滞于内，以致外虚内乱，深重的病邪就发生了。

黄帝道：利用星辰八正四时观察些什么呢？

岐伯说：观察星辰，可以测定日月循行的度数。观察八正，可以测出八风的虚邪之气，是什么时候到来的。观察四时，可以分别春夏秋冬四时气候之所在，以便随时序进行调养，从而避免八方不正之气的侵犯。假如人虚弱的体质，遇到虚邪贼风天气的侵袭，两虚相互感应，邪气就侵犯到筋骨，再深入就伤害五脏。高明的医生救治他，就不会受到伤害。所以说天时的宜和忌，不可不知呀。

【原文】

帝曰：善。其法星辰者，余闻之矣，愿闻法往古者。

岐伯曰：法往古者，先知针经也①，验于来今者，先知日之寒温，月之虚盛，以候气之浮沉，而调之于身，观其立有验也。观于冥冥者，言形气荣卫之不形于外，而工独知之。以日之寒温，月之虚盛，四时气之浮沉，参伍相合而调之，工常先见之。然而不形于外，故曰观于冥冥焉！通于无穷者，可以传于后世也。是故工之所以异也。然而不形见于外，故俱不能见也。视之无形，尝之无味，故谓冥冥，若神仿佛②。

虚邪者，八正之虚邪气也；正邪者，身形若用力，汗出，腠理开，逢虚风，其中人也微。故莫知其情，莫见其形。上工救其萌芽，必先见三部九候之气，尽调不败而救之，故曰上工。下工救其已成，救其已败。救其已成者，言不知三部九候之相失，因病而败之也。知其所在者，知诊三部九候之病脉处而治之。故曰守其门户焉③，莫知其情，而见邪形也。

【注释】

①针经：针治的原理以及经验总结。
②仿佛：好像，看不真切的样子。
③守其门户：看护好自己的门户。指养生防护好自己以提升自己的卫气而减少疾病的侵袭。

【译文】

黄帝道：好啊！关于取法星辰的道理，我已经知道了，现在愿你讲讲怎样效法前人？

岐伯说：效法前人，先要懂得针治的原理以及经验总结。要想把古人的经验在现在验证，必先要知道日之冷暖、月之盈亏，观察四时气候的浮沉，用来调治身体，就可以看到确实有效的。所谓观察于冥冥，就是说荣卫气血的变化虽不显露于外，医生却能够知道。从日之冷暖、月之盈亏、四时气候之浮沉等，通过互相印证综合分析做出判断，进行调治。高明的医生常常有先见之明。但是并未显露于外，所以说这是观察于冥冥。这样高明的医术一代代地传下去，就可以流传于后世。因此说这正是高明的医生不同于一般人的地方。然而并不显露在表面，所以人们都不容易发现。看不到形迹，尝不出味道，所以叫做冥冥，好像神灵一般。

虚邪，是四时八节因虚弱而导致疾病的风邪之气。正邪，就是人在劳累时因为用力出汗，腠理扩张，偶尔遭受风寒。它对人的伤害也轻微。所以没有人知道它的情状，没有明显的感觉，也无明显的病况。技术高明的医生，在其疾病的萌芽状态施治，必先观察三部九候之脉气，通过诊察调理其脉气，而予以救治，所以称为"上工"。"下工"是要等疾病已经形成时才予以救治，或者直到病情已经恶化时，才进行治疗。下工之所以要等到病成阶段才治疗，是因为他不懂得三部九候的相得相失，致使疾病发展而恶化了。要明了疾病之所在，必须从三部九候的脉象中诊察得知，进行早期治疗。所以说掌握三部九候，好像看守门户一样的重要，虽然没人发现病情，医者却已经知道疾病的形迹了。

【原文】

帝曰：余闻补泻①，未得其意。

岐伯曰：泻必用方②。方者，以气方盛也，以月方满也，以日方温也，以身方定也。以息方吸而内针，乃复候其方吸而转针，乃复候其方呼而徐引针，故曰泻必用方，其气而行焉。补必用员，员者行也，行者移也，刺必中其荣，复以吸排针也。故员与方，排针也。

故养神者，必先知形之肥瘦，荣卫血气之盛衰。血气者，人之神，不可不谨养。

帝曰：妙乎哉论也！合人形于阴阳四时虚实之应、冥冥之期，其非夫子孰能通之。然夫子数言形与神，何谓形？何谓神？愿卒闻之。

岐伯曰：请言形：形乎形，目冥冥，问其所病，索之于经，慧然在前③。按之不得，不知其情，故曰形。

帝曰：何谓神？

岐伯曰：请言神：神乎神，耳不闻，目明心开而志先，慧然独悟，口弗能言，俱视独见，适若昏，昭然独明，若风吹云，故曰神。三部九候为之原，九针之论，不必存也。

【注释】

①补泻：补气和泻火。指中医的两种完全相反的诊治手法。
②用方：使用在方之时。方，正在的意思。
③慧然：刹那出现，看得明明白白。

【译文】

黄帝道：我听说有补泻两种方法，不明白它的真切含义。

岐伯说：泻法必须用好一个"方"字。所谓"方"，就是正气方盛、月亮方满、日光方温、身心方定的时候，并且要在病人方吸气的时候进针，再等到他方吸气的时候转针，再等他方呼气的时候慢慢地拔出针来。所以说泻必用方，便会使气正常运行。补法必须用好一个"圆"字，所谓"圆"，就是运行的意思。运行，就会移动。针刺必须达到荣分，再在他吸气时推送其针。所以圆与方，都是运针的方法。

所以技术高超有修养的医生，必须先明了病人形体的肥瘦、营卫血气的盛衰。因为血气是人的精神所在，不可不谨慎地保养。

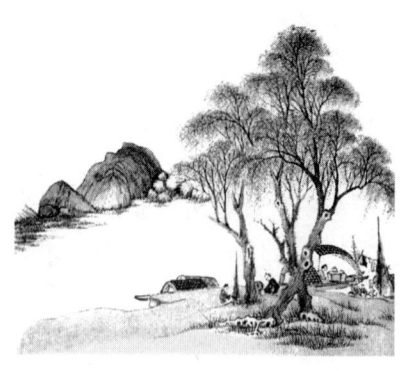

黄帝道：多么奥妙的论述啊！把人的形体和天地阴阳四时冷暖以及虚实变化、无形之状结合。要不是先生，谁能够弄得懂呢！但先生多次说道形与神，究竟什么是形？什么是神？请你讲得详尽些。

岐伯说：请让我先讲"形"。所谓"形"，表现在外表上，眼睛看不能看得很清楚，但只要问明发病的情况，再通过诊察经脉的变化，病情会在一刹那清楚地出现。但要是按脉寻找，仍然不能探得病情，便不容易知道他的病情了。所以那忽而出现的表现就叫做形。

黄帝道：什么叫神？

岐伯说：请让我再讲"神"。所谓"神"，表现在精神上，耳朵虽然没有听到，但通过眼睛观察就已心中有数，不用诊脉就已经明白病情，这种刹那间的领悟神会，不能用言语来形容。有如看一个东西，大家都在看却看不清楚而自己能够独自看到；有如走在黑暗之中，大家都感到昏黑，自己却独自感到明明白白，好像风吹云散一般，所以叫做神。这种神的感觉，正是以三部九候的理论为之本原，真到了神的地步，所谓九针的理论就没有存在的必要了。

太阴阳明论篇第二十九

【提要】

本篇论述了太阴、阳明两经互为表里，它们在阴阳异位、虚实逆从等方面的变化不同，明确指出阳主外、阴主内，阴经阳经分别对五脏六腑产生影响，正所谓"阳受之则入六腑，阴受之则入五脏"，"伤于风者，上先受之；伤于湿者，下先受之"。成为中医断病的理论依据。同时指出脾主四肢，脾病则不利于四肢。

【原文】

黄帝问曰：太阴阳明为表里，脾胃脉也。生病而异者何也？

岐伯对曰：阴阳异位，更虚更实，更逆更从，或从内或从外，所从不同，故病异名也。

帝曰：愿闻其异状也。

岐伯曰：阳者，天气也，主外；阴者，地气也，主内。故阳道实，阴道虚。故犯贼风虚邪者，阳受之；食饮不节①，起居不时者，阴受之。阳受之则入六腑，阴受之则入五脏。入六腑则身热不时卧，上为喘呼；入五脏则䐜满闭塞②，下为飧泄，久为肠澼③。故喉主天气，咽主地气。④故阳受风气，阴受湿气。⑤故阴气从足上行至头，而下行循臂至指端；阳气从手上行至头，而下行至足。故曰阳病者上行极而下，阴病者下行极而上。故伤于风者，上先受之；伤于湿者，下先受之。

【注释】

①食饮不节：饮食不规律，不按时吃饭。

②䐜（chēn）满闭塞：胀满不通。

③肠澼：痢疾。

④喉主天气，咽主地气：喉主司呼吸而通天气，咽主司饮食而连地气。

⑤阳受风气，阴受湿气：阳经感染风邪之气，阴经感染湿邪之气。

【译文】

黄帝问道：太阴、阳明两经，互为表里，是脾胃所属的经脉，所生的疾病却不同，为什么呢？

岐伯回答说：太阴和阳明分别属于阴经和阳经，循行的路线不同，或虚或实，或顺或逆，或从内生，或从外入，发病原因也不同，所以病也就不同。

黄帝道：我想知道它们的不同情况。

岐伯说：阳气，属于天气，主司人的外在护卫；阴气，属于地气，主司人的内在养护。所以阳气运行的路线实，阴气运行的路线虚。所以凡是贼风虚邪伤人，外表的阳气先受到侵害；饮食起居失调，内在的阴气先受损伤。阳分受邪，往往传入六腑；阴气受病，常常累及五脏。邪气入六腑，引起发热不得安卧，内气上逆而喘促；邪气入五脏，则引起脘腹胀满，闭塞不通，大便泄泻，病久便产生痢疾。所以喉主管呼吸而通天气，咽主管饮食而连地气。因此阳经易受风邪，阴经易感湿邪。所以阴气从足上行至头，再向下沿臂膊到达指端；阳气从手上行至头，再向下行到足。所以说，阳经的病邪，先上行达到极点，再向下行；阴经的病邪，先下行达到极点，再向上行。因此说外感风寒引起的病症，上部先有感受；内湿虚邪引起的病，下部先被侵害。

【原文】

帝曰：脾病而四支不用何也①？

岐伯曰：四支皆禀气于胃②，而不得至经，必因于脾，乃得禀也。今脾病不能为胃行其津液，四支不得禀水谷气，气日以衰，脉道不利，筋骨肌肉，皆无气以生，故不用焉。

帝曰：脾不主时何也？

岐伯曰：脾者土也，治中央，常以四时长四脏，各十八日寄治，不得独主于时也。脾脏者常著胃土之精也。土者生万物而法天地，故上下至头足，不得主时也。

帝曰：脾与胃以膜相连耳，而能为之行其津液何也？

岐伯曰：足太阴者，三阴也，其脉贯胃，属脾，络嗌③，故太阴为之行气于三阴。阳明者表也，五脏六腑之海也，亦为之行气于三阳。脏腑各因其经而受气于阳明，故为胃行其津液。四支不得禀水谷气，日以益衰，阴道不利，筋骨肌肉，无气以生，故不用焉。

【注释】

①四支不用：四支，即四肢。四肢麻痹不便，肢体失调。
②禀气：禀受精华之气。
③络嗌：与咽喉联络。

【译文】

黄帝说：脾病会引起四肢麻痹，行动不便，这是为什么？

岐伯说：四肢都是禀受胃中水谷之精气的滋养，但胃中之精气不能直接到达四肢的经脉，必须依赖脾的传输，才能够得到营养。如今脾有病了不能为胃输送水谷之精气，四肢不能得到营养，则精气日渐衰减，经脉不畅，筋骨肌肉都没有精气从而生成，因此四肢便不能活动了。

黄帝道：脾脏不能主旺一个时季，这是为什么？

岐伯说：脾属土，主管中央之位，常以四时长养四脏，分别在四季之末的十八日，不单独主旺一个时季。脾脏是经常为胃土传输水谷精气的。土是养育万物而效法天地的运行规律。所以它能从上到下，从头到足，而不专主旺于一个时季。

黄帝道：脾与胃不过是以一膜相连罢了，而能为胃转输津液，这是为什么？

岐伯说：足太阴脾经，属三阴经之一，它的经脉贯通到胃，连属于脾，与咽喉联络，所以通过太阴脾经能把胃中水谷之精气输送到手足三阴经。足阳明胃经，为脾经之表，是供给五脏六腑的营养之海，也能将太阴之气输送到手足三阳经。五脏六腑各通过脾经而接受胃中的精气，所以说脾能为胃运行津液。若四肢得不到水谷之气的滋养，精气便日趋衰减，脉道不畅，筋骨肌肉便得不到精气的营养，因而也就丧失正常的功用了。

气厥论篇第三十七

【提要】

本篇讨论的是寒热之气在脏腑之间互相转移而发生病变的问题，分析了脏腑的病变症状以及它们之间的紧密联系，说明一个脏腑有病，便可以影响其他，互相传变，必须加以重视。

【原文】

黄帝问曰：五脏六腑，寒热相移者何[1]？

岐伯曰：肾移寒于脾，痈肿少气[2]。脾移寒于肝，痈肿筋挛。肝移寒于心，狂隔中[3]。心移寒于肺，肺消；肺消者，饮一溲二，死不治。肺移寒于肾，为涌水；涌水者，按腹不坚，水气客于大肠，疾行则鸣濯濯[4]，如囊裹浆，水之病也。

脾移热于肝，则为惊衄[5]。肝移热于心，则死。心移热于肺，传为鬲消[6]。肺移热于肾，传为柔痓[7]。肾移热于脾，传为肠澼[8]，死不可治。胞移热于膀胱，则癃溺血。膀胱移热于小肠，鬲肠不便，上为口糜。小肠移热于大肠，为虙瘕[9]，为沉。

大肠移热于胃，善食而瘦入，谓之食亦⑩。胃移热于胆，亦曰食亦。胆移热于脑，则辛頞鼻渊；鼻渊者，浊涕下不止也，传为衄蔑瞑目。故得之气厥也。

【注释】

①相移：互相转移、转变。

②痈肿：浮肿。

③隔中：胸隔受阻不畅。

④濯濯：水流动的声音，即肠鸣。

⑤惊衄：惊恐而鼻中出血。

⑥鬲消：指热消膈间，久为消渴之病。

⑦柔痓（zhì）：即筋脉拘急，脖颈僵硬，以及牙口劲犟、发热出汗等症。

⑧肠澼：痢疾、拉肚子。

⑨虙（fú）瘕：腹中因病变而形成的积块。

⑩食亦：多食却身体偏瘦。

【译文】

黄帝问：五脏六腑的寒热互相转移的情况是怎样的？

岐伯说：肾移寒于脾，则病为浮肿和气息不足。脾移寒于肝，则病为浮肿和筋挛。肝移寒于心，则病为发狂和胸中阻塞不畅。心移寒于肺，则为肺消；肺消病的症状是饮一分水，会排泄二分的小便，属死症。肺移寒于肾，则为涌水；涌水病的症状是腹部按之不硬，但因为水气留居于大肠，所以快走时肠中浈浈作响，就像皮囊装的水那样，这是水气之病。

脾移热于肝，则病为惊骇和流鼻血。肝移热于心，则为死症。心移热于肺，时间长了则为鬲消。肺移热于肾，时间长了则为柔痓。肾移热于脾，时间长了就成痢疾，是死症，无法治疗的。胞移热于膀胱，则病为小便不利和尿

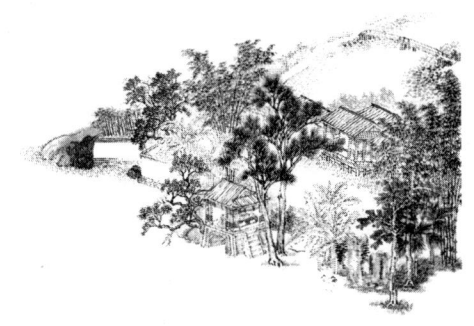

血。膀胱移热于小肠，便会使肠道隔塞，大便不通，热气上行，以至口舌溃疡生疮糜烂。小肠移热于大肠，则病为热结不散，成为伏瘕，或为痔疮。大肠移热于胃，则使人消化增强，吃得虽多而身体瘦弱，这种病称为食亦。胃移热于胆，也叫做食亦。胆移热于脑，则鼻内感觉辛辣而成为鼻渊；鼻渊病的症状，是鼻子常流浊涕不止，日久可导致鼻中流血，两眼失明。以上这些病症，都是由于寒热之气厥逆，在脏腑中互相移传而引起的。

咳论篇第三十八

【提要】

本篇是专门论述咳嗽疾病的，虽然表面上看咳嗽是由于肺部引起的，但是其症状和病因与五脏六腑都有关系，不同的脏器引起的咳嗽，其表现也不一样。而且，咳嗽的发病与四时也有很大关系，咳嗽日久不愈，便会发生转移，所以针对不同的咳嗽要采取不同的治疗措施。

【原文】

黄帝问曰：肺之令人咳何也？

岐伯对曰：五脏六腑皆令人咳，非独肺也。

帝曰：愿闻其状。

岐伯曰：皮毛者，肺之合也。皮毛先受邪气，邪气以从其合也。其寒饮食入胃，从肺脉上至于肺则肺寒，肺寒则外内合邪①，因而客之，则为肺咳。

五脏各以其时受病，非其时，各传以与之。人与天地相参②，故五脏各以治时，感于寒则受病，微则为咳，甚者为泄为痛。乘秋则肺先受邪，乘春则肝先受之，乘夏则心先受之，乘至阴则脾先受之③，乘冬则肾先受之。

帝曰：何以异之？

岐伯曰：肺咳之状，咳而喘息有音，甚则唾血。心咳之状,咳则心痛,喉中介介如梗状,甚则咽肿喉痹。肝咳之状,咳则两胁下痛,甚则不可以转,转则两胠下满④。脾咳之状,咳则右胁下痛,阴阴引肩背⑤,甚则不可以动,动则咳剧。肾咳之状,咳则腰背相引而痛,甚则咳涎。

【注释】

①外内合邪:外指皮毛,内即内脏。外感风寒,与内脏的寒气相合而生成的疾病。

②相参:相应合。

③至阴:指农历六月,也称长夏。

④两胠:腋下胁上部分。

⑤阴阴:隐隐。

【译文】

黄帝问道:肺脏能使人咳嗽,为什么呢?

岐伯回答说:五脏六腑都能使人咳嗽,不单是肺如此。

黄帝说:我希望听听具体的情况。

岐伯说:皮毛是与肺相应合的,皮毛先受了邪气,就会影响到肺脏。若由于吃了寒冷的饮食,胃里的寒气循着肺脉上行于肺,则引起肺寒,这样的话内外寒邪就相合,停留于肺脏,从而引起肺咳。

五脏各在它们所主的时令受病,不合它们的时令,便是由传导而受病的。人和天地是相应合的,所以五脏在它们所主的时令受了寒邪,便会得病。轻微的,发生咳嗽;严重的,就会引起腹泻、腹痛。所以,秋天的时候,肺先受邪;春天的时候,肝先受邪;夏天的时候,心先受邪;长夏时,脾先受邪;冬天的时候,肾先受邪。

黄帝道:这些怎样区别呢?

岐伯说:肺咳的症状,咳时气喘,呼吸有声,严重时唾血。心咳的症状,咳时心痛,喉中好像有东西阻塞一样,严重时咽喉肿痛堵塞。肝咳的症状,咳时两胁肋下疼痛,严重时痛得不能转身,转身则两胠下胀满。脾咳的症状,咳时右胁下疼痛,并隐隐然作疼牵引到肩背,严重时不可以动,一动就会使咳嗽加剧。肾咳的症状,咳时腰背互相牵引作痛,严重时咳吐痰涎。

【原文】

帝曰：六腑之咳奈何？安所受病？

岐伯曰：五脏之久咳，乃移于六腑。脾咳不已，则胃受之。胃咳之状，咳而呕，呕甚则长虫出①。肝咳不已，则胆受之。胆咳之状，咳呕胆汁。肺咳不已，则大肠受之。大肠咳状，咳而遗矢②。心咳不已，则小肠受之。小肠咳状，咳而失气③，气与咳俱失。肾咳不已，则膀胱受之。膀胱咳状，咳而遗溺。久咳不已，则三焦受之。三焦咳状，咳而腹满，不欲食饮。此皆聚于胃，关于肺，使人多涕唾而面浮肿气逆也。

帝曰：治之奈何？

岐伯曰：治脏者治其俞，治腑者治其合，浮肿者治其经。

帝曰：善。

【注释】

① 长虫：蛔虫。
② 遗矢：遗屎。
③ 失气：放屁。

【译文】

黄帝道：六腑咳嗽的症状如何？是怎样得病的？

岐伯说：五脏咳嗽久而不愈，就会转移到六腑。脾咳不止，则胃受病。胃咳的症状是咳而呕吐，呕吐严重时会呕出肚子里的蛔虫。肝咳不止，则胆受病。胆咳的症状是咳而呕吐胆汁。肺咳不止，则大肠受病。大肠咳的症状是咳而遗屎。心咳不愈，则小肠受病。小肠咳的症状是咳而放屁，咳嗽与屁同时出现。肾咳不愈，则膀胱受病。膀胱咳的症状是咳而遗尿。如果咳嗽经久不愈，那么就会使三焦受病。三焦咳的症状是咳而腹满，不想饮食。这些咳嗽，不论是那一种，其病邪必然聚于胃脏，并循着肺的经脉而影响及肺，使人流涕多痰，面部浮肿，咳嗽而气逆不畅。

黄帝道：这些该怎样治疗呢？

岐伯说：治五脏的咳，要针对腧穴；治六腑的咳，要针对合穴；凡因为咳而导致浮肿的，要针对脏腑的经穴而治之。

黄帝道：讲得好！

风论篇第四十二

【提要】

本篇论述了风邪的性质和致病特点，分析了五脏之风等多种风病的病因、症状、诊断要点，对于防风保养、防病治病具有重要价值。

【原文】

黄帝问曰：风之伤人也，或为寒热，或为热中，或为寒中，或为疠风，或为偏枯①，或为风也。其病各异，其名不同。或内至五脏六腑。不知其解，愿闻其说。

岐伯对曰：风气藏于皮肤之间，内不得通，外不得泄。风者，善行而数变，腠理开则洒然寒，闭则热而闷。其寒也则衰食饮，其热也则消肌肉。故使人怢慄而不能食②，名曰寒热。

风气与阳明入胃，循脉而上至目内眦，其人肥则风气不得外泄，则为热中而目黄；人瘦则外泄而寒，则为寒中而泣出。

风气与太阳俱入，行诸脉俞，散于分肉之间，与卫气相干，其道不利。故使肌肉愤䐜而有疡③，卫气有所凝而不行，故其肉有不仁也。

疠者，有荣气热胕，其气不清，故使其鼻柱坏而色败，皮肤疡溃。风寒客于脉而不去，名曰疠风，或名曰寒热。

以春甲乙伤于风者为肝风，以夏丙丁伤于风者为心风，以季夏戊己伤于邪者为脾风，以秋庚辛中于邪者为肺风，以冬壬癸中于邪者为肾风。

风中五脏六腑之俞，亦为脏腑之风，各入其门户所中，则为偏风。风气循风府而上，则为脑风；风入系头，则为目风；眠寒，饮酒中风，则为漏风；入房汗出中风，则为内风；新沐中风，则为首风；久风入中，则为肠风，飧泄；外在腠理，则为泄风。故风者，百病之长也，至其变化，乃为他病也，无常方，然致有风气也。

帝曰：五脏风之形状不同者何？愿闻其诊及其病能。

岐伯曰：肺风之状，多汗恶风，色皏然白④，时咳短气，昼日则差⑤，暮则甚。诊在眉上，其色白。

心风之状，多汗恶风，焦绝⑥，善怒吓，赤色，病甚则言不可快。诊在口，其色赤。

肝风之状，多汗恶风，善悲，色微苍，嗌干善怒，时憎女子。诊在目下，其色青。

脾风之状，多汗恶风，身体怠惰，四肢不欲动，色薄微黄，不嗜食。诊在鼻上，其色黄。

肾风之状，多汗恶风，面庞然浮肿⑦，脊痛不能正立，其色炲⑧，隐曲不利。诊在肌上，其色黑。

胃风之状，颈多汗，恶风，食饮不下，膈塞不通，腹善满，失衣则䐜胀，食寒则泄。诊形瘦而腹大。

首风之状，头面多汗，恶风，当先风一日，则病甚，头痛不可以出内。至其风日，则病少愈。

漏风之状，或多汗，常不可单衣，食则汗出，甚则身汗，喘息恶风，衣常濡，口干善渴，不能劳事。

泄风之状，多汗，汗出泄衣上，口中干，不能劳事，身体尽痛则寒。

帝曰：善。

【注释】

①偏枯：即偏瘫，见于中风后遗症。
②怢慄（tūlì）：怢，忽略，忽视，神志恍惚的样子。慄，颤栗，惊惧的样子。
③䐜膜（chēn）：隆高胀起。
④色䵴（pěng）：䵴，浅白色。
⑤差（chāi）：痊愈，指症状不明显，病轻很多。
⑥焦绝：少津液而口干舌燥。
⑦厐（máng）然：大的样子。
⑧炱（tái）：烟黑色。

【译文】

黄帝问道：风邪之气侵害人，或成为寒热病，或成为热中病，或成为寒中病，或成为疠风病，或成为偏枯病，或成为其他风病。由于病变表现不同，所以病名也不一样，有的也侵入到五脏六腑。我不知怎么解释，愿听你讲讲其中的道理。

岐伯回答说：风邪之气总是藏在皮肤之间，向内不能流通，向外得不到发泄。然而风邪运行迅速而且善变。腠理开张时人就会感到寒冷，腠理闭塞时人就会感到郁热烦闷。寒冷就会引起饮食减少，发热则会使肌肉消瘦。所以使人恍惚寒冷而不能饮食，便称为寒热病。

风邪由阳明经入胃，循经脉上行到目内眦，如果那人身体肥胖，那么风邪不能向外发泄，就留在体内形成热中病而眼珠发黄；如果那人身体瘦弱，那么阳气容易外泄而感到畏寒，就会形成寒中病而不时地流眼泪。

风邪由太阳经侵入人体，流行到太阳经脉及其各个腧穴，散布在肌肉之间，与卫气纠结缠斗，运行道路因而不畅，所以导致肌肉高起肿胀而产生疮疡。卫气有所凝涩而不能运行，所以肌肉便会麻木，感觉迟钝。

疠病是因为营气受热而腐坏，血气不清，所以使鼻柱蚀坏而皮肤变色溃疡。这是因为风寒侵入经脉羁留不去，所以病名叫疠风，有的也叫寒热病。

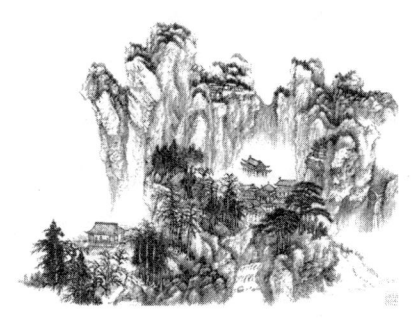

在春季甲日、乙日感受风邪的，形成肝风；在夏季丙日、丁日感受风邪的，形成心风；在长夏戊日、己日感受风邪的，形成脾风；在秋季庚日、辛日感受风邪的，形成肺风；在冬季壬日、癸日感受风邪的，形成肾风。

风邪侵入五脏六腑的腧穴，也可成为五脏六腑的风病，沿着各自的经脉内传，则成为偏风病。风气从风府穴上行入脑，就成为脑风病；风邪侵入头部目系，就成为目风病；睡觉受了风寒，饮酒之后受了风邪，则成为漏风病；行房汗出时感受风邪，则成为内风病；刚洗过头时感受风邪，则成为头风病；风邪入内久留不去，则形成肠风或飧泄病；风邪停留于腠理，则成为泄风病。所以，风邪是引起各种疾病的首要因素。至于它所产生的变化，引起其他各种疾病，就没有一定的规律，但其根源都是风邪入侵所引起的。

黄帝问道：五脏风症的表现有何不同？我想听听它们的诊断要点和病态表现。

岐伯回答道：肺风的症状，是多汗怕风，面色发白，不时咳嗽气短，白天没有症状或者较轻，晚上加重。诊病的重点是眉上部位，眉间发白。

心风的症状，是多汗怕风，唇舌焦躁，容易发怒，面色发红，病重时言语迟缓。诊病的重点在舌部，舌质呈现红色。

肝风的症状，是多汗怕风，常常悲伤，面色微青，咽喉干燥，容易发怒，有时厌恶女性。诊察的重点在眼下，眼圈发青色。

脾风的症状，是多汗怕风，身体疲倦怠惰，四肢不愿意活动，面色微微发黄，不想吃东西。诊察的重点在鼻尖，鼻尖呈黄色。

肾风的症状，是多汗怕风，面部浮肿胖大，腰脊疼痛不能直立，面色黑如烟灰，小便不利。诊察重点在面颊，面颊呈黑色。

胃风的症状，是颈部多汗，怕风，饮食吞咽困难，隔塞不通，腹部易胀满，穿衣少了，腹就胀，吃了寒凉的食物，就发生泄泻。诊察的重点是观察形体瘦削而腹部胀大。

头风的症状，是头面部多汗，怕风，每当起风的前一日病情就加重，头痛得不敢离开室内，待到起风的当日，则病痛稍轻。

漏风的症状，是汗多，连单薄的衣服也不能穿，吃饭就出汗，严重时浑身出汗，喘息怕风，衣服经常被汗浸湿，口干易渴，不耐劳累。

泄风的症状，是多汗，汗出湿衣裳，口中干焦，不耐劳累，周身疼痛而且发冷。

黄帝道：讲得好！

痹论篇第四十三

【提要】

所谓痹，就是闭塞阻隔不通之症，其症状是肢节疼痛、麻木、屈伸不便等。本篇提出风寒湿三种邪气杂合一起伤人是痹病的主要成因，由于感受邪气的轻重有别和邪气侵犯的部位以及病人的体质不同，就产生了不同的病症。

【原文】

黄帝问曰：痹之安生？

岐伯对曰：风寒湿三气杂至，合而为痹也。其风气胜者为行痹，寒气胜者为痛痹，湿气胜者为著痹也。

帝曰：其有五者何也？

岐伯曰：以冬遇此者为骨痹，以春遇此者为筋痹，以夏遇此者为脉痹，以至阴遇此者为肌痹，以秋遇此者为皮痹。

帝曰：内舍五脏六腑①，何气使然？

岐伯曰：五脏皆有合②，病久而不去者，内舍其合也。故骨痹不已，复感于邪，内舍于肾；筋痹不已，复感于邪，内舍于肝；脉痹不已，复感于邪，内舍于心；肌痹不已，复感于邪，内舍于脾；皮痹不已，复感于邪，内舍于肺。所谓痹者，各以其时重感于风寒湿之气也。

凡痹之客五脏者③，肺痹者，烦满喘而呕；心痹者，脉不通，烦则心下鼓，暴上气而喘，嗌干善噫，厥气上则恐；肝痹者，夜卧则惊，多饮，数小便，上为引如怀；肾痹者，善胀，尻以代踵④，脊以代头；脾痹者，四支解堕，发咳呕汁，上为大塞；肠痹者，数饮而出不得，中气喘争，时发飧泄；胞痹者，少腹膀胱按之内痛，若沃以汤⑤，涩于小便，上为清涕。

阴气者⑥，静则神藏，躁则消亡。饮食自倍，肠胃乃伤。淫气喘息⑦，痹聚在肺；淫气忧思，痹聚在心；淫气遗溺，痹聚在肾；淫气乏竭⑧，痹聚在肝；淫气肌绝，痹聚在脾。

诸痹不已，亦益内也⑨。其风气胜者，其人易已也。

帝曰：痹，其时有死者，或疼久者，或易已者，其故何也？

岐伯曰：其入脏者死，其留连筋骨者疼久，其留皮肤间者易已。

【注释】

①舍：驻留。
②合：相呼应。
③客：暂居，作客。指病附着在脏器上。
④尻以代踵：尻，骶尾部；踵，脚跟。指只能坐不能站。
⑤若沃以汤：汤，热水。若沃以汤，如热水灌之，形容热甚。
⑥阴气：此处指五脏的精气。
⑦淫气：指逆乱失和的气。
⑧乏竭：疲乏口干。
⑨益内：向内蔓延。

【译文】

黄帝问道：痹病是怎样产生的？

岐伯回答说：由风、寒、湿三种邪气杂合侵入人体能形成痹病。其中风邪偏重的叫行痹，寒邪偏重的叫痛痹，湿邪偏重的叫著痹。

黄帝问道：痹病又分为五种，为什么？

岐伯说：在冬天得此病的称为骨痹，在春天得此病的称为筋痹，在夏天得此病的称为脉痹，在长夏得此病的称为肌痹，在秋天得此病的称为皮痹。

黄帝问道：其病内侵而累及五脏六腑，是什么邪气的作用？

岐伯说：五脏都有与之相呼应的人体部位，如果病久不除，就会侵犯而沾染到与之相合的内脏。所以，骨痹没有治好，再感受邪气，就会感染于肾；筋痹没有治好，再感受邪气，就会感染于肝；脉痹没有治好，再感受邪气，就会感染于心；肌痹没有治好，再感受邪气，就会感染于脾；皮痹没有治好，再感受邪气，就会感染于肺。所说的这些痹症是因为各个脏器在自己所主的时节里重复感受了风、寒、湿气所造成的。

凡痹病侵入到五脏的症状，肺痹的症状是烦闷胀满，喘息呕吐；心痹的症状是血脉不畅，烦躁心悸，会突然气逆上冲而喘息，咽干，易于嗳气，逆气上冲则引起恐惧；肝痹的症状是夜里睡觉常常受惊，喝水多而小便也多，向上导引至小腹，就像怀孕之状；肾痹的症状是身体容易肿胀，屁股抵地而足不能行，脊柱弯曲畸形而高过头；脾痹的症状是四肢困倦无力，咳嗽能呕出汁水，以致胸部阻塞不通；肠痹的症状是频频饮水而小便不出，腹肠之气上行引起喘息急迫，有时会引起泄泻；胞痹的症状是小腹膀胱部位按一按内里疼痛，如同灌了热水似的发烫，小便也滞涩不爽，鼻子流清涕。

五脏的精气，安静则常养守藏，躁动则耗散消亡。人若饮食过量，肠胃就会受伤。邪逆之气引起呼吸喘促，是痹病生在肺里；邪逆之气引起忧伤思虑，是痹病生在心里；邪逆之气引起遗尿，是痹病生在肾上；邪逆之气引起疲乏口干，是痹病生在肝上；邪逆之气引起肌肉羸瘦，是痹病生在脾里。

各种痹病久治不愈，就会进一步向内里深入。那些风邪偏盛的却容易痊愈。

黄帝问道：患了痹病的，其中有的死亡，有的长期忍受疼痛而不愈，有的却容易痊愈，这是什么缘故？

岐伯说：痹病进入五脏的就会死，痹病羁留在筋骨间的就疼久难愈，痹病停留在皮肤间的就容易痊愈。

【原文】

帝曰：其客于六腑者何也？

岐伯曰：此亦其食饮居处，为其病本也。六腑亦各有俞，风寒湿气中其俞，而食饮应之，循俞而入，各舍其腑也。

帝曰：以针治之奈何？

岐伯曰：五脏有俞，六腑有合，循脉之分，各有所发，各随其过，则病瘳也。

帝曰：荣卫之气，亦令人痹乎？

岐伯曰：荣者水谷之精气也，和调于五脏，洒陈于六腑，乃能入于脉也。故循脉上下，贯五脏络六腑也。卫者水谷之悍气也，其气慓疾滑利，不能入于脉也。故循皮肤之中，分肉之间，熏于肓膜，散于胸腹，逆其气则病，从其气则愈，不与风寒湿气合，故不为痹。

帝曰：善。痹，或痛，或不仁，或寒，或热，或燥，或湿，其故何也？

岐伯曰：痛者，寒气多也，有寒故痛也。

其不痛不仁者，病久入深，荣卫之行涩，经络时疏，故不痛；皮肤不营，故为不仁。

其寒者，阳气少，阴气多，与病相益，故寒也。

其热者，阳气多，阴气少，病气胜，阳遭阴，故为痹热。

其多汗而濡者，此其逢湿甚也。阳气少，阴气盛，两气相感，故汗出而濡也。

帝曰：夫痹之为病，不痛何也？

岐伯曰：痹在于骨则重，在于脉则血凝而不流，在于筋则屈不伸，在于肉则不仁，在于皮则寒。故具此五者，则不痛也。凡痹之类，逢寒则急，逢热则纵。

帝曰：善。

【译文】

黄帝问道：痹病侵害六腑是什么原因？

岐伯说：这也是饮食不节、起居失度而导致腑痹的根本原因。六腑也各有腧穴,风寒湿气侵犯它的腧穴,而与内在的不良饮食所产生的病因相应,于是病邪就循着腧穴而入,滞留在相应的腑里。

黄帝问道:用针刺治疗怎样做呢?

岐伯说:五脏各有腧穴对应,六腑各有合穴对应,循着经脉所行的线路,各有发病的部位,取其相应的穴位进行针刺,病就可以治愈了。

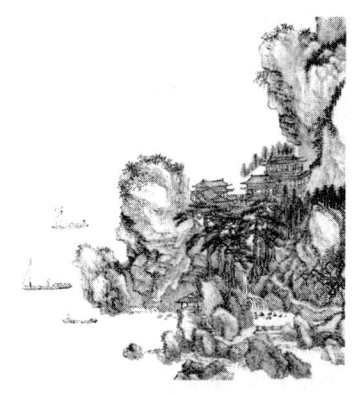

黄帝问道:营卫之气亦能使人发生痹病吗?

岐伯说:营气是水谷所化生的精气,它调和五脏的运行,散布于六腑之中,然后汇入脉里,所以营气能循着经脉上下运行,起到联络五脏六腑的作用。卫气是水谷所化生的悍气,它流动迅速而滑利,不能进入脉中,所以循行于皮肤之中,肌肉之间,熏蒸于肓膜之间,散布于胸腹之内。若营卫之气运行违逆,不合常规,人就会生病,只要营卫之气顺和协调了,病就会痊愈。营卫之气若不与风寒湿邪之气相合,则不会引起痹病。

黄帝说:讲得好!痹病,有的疼痛,有的不痛,有的表现麻木,有的表现为寒,有的表现为热,有的皮肤干燥,有的皮肤湿润,这是什么缘故?

岐伯说:痛是因为寒气多所致,有寒气所以才痛。

不痛而麻木的,是因为患病日久,病气深入,营卫之气运行滞涩,经络时不时还能通,所以不痛;但皮肤得不到充分的营养,所以感觉麻木。

表现为寒象的,是由于阳气少,阴气盛,与病气相合而助长其势,所以表现为寒象。

表现为热象的,是由于阳气盛,阴气少,加上病气又胜,阳气遭遇阴气,所以表现为热象。

多出汗的,这是由于他感受湿气太甚。阳气少,阴气盛,两气相合感应,所以才出汗而湿了身体。

黄帝问道:得了痹病而不疼痛,是什么缘故?

岐伯说:痹病发生在骨则身重,发生在脉则血液凝涩而流动不畅,发生在筋则屈曲不能伸展,发生在肌肉则感觉麻木;发生在皮肤则觉得寒冷。因为有这五种情况,就不疼痛。凡痹病一类疾患,遇到寒则筋肌拘急，遇到热则筋肌松缓。

黄帝道：讲得好！

痿论篇第四十四

【提要】

所谓痿，是指疲软、萎缩，不能随心活动。本篇以五脏与五体相合的理论为基础，论证了"五脏使人痿"的基本观点，并指出五种痿症的鉴别方法和独取阳明经的治痿道理及治痿原则。

【原文】

黄帝问曰：五脏使人痿①，何也？

岐伯对曰：肺主身之皮毛，心主身之血脉，肝主身之筋膜，脾主身之肌肉，肾主身之骨髓。故肺热叶焦，则皮毛虚弱，急薄，著则生痿躄②也。

心气热，则下脉厥而上，上则下脉虚，虚则生脉痿，枢折挈③，胫纵而不任地也。

肝气热，则胆泄口苦，筋膜干，筋膜干则筋急而挛，发为筋痿。

脾气热，则胃干而渴，肌肉不仁，发为肉痿。

肾气热，则腰脊不举，骨枯而髓减，发为骨痿。

【注释】

①痿：疲软。

②痿躄：因疲弱而不能行走的病状。

③枢折挈：枢，指关节；折，指断；挈，提举的意思。枢折挈，形容关节失灵不能做提举活动，像是枢轴折断不能活动的样子。

【译文】

黄帝问道：五脏均能使人发生痿弱的病，为什么呢？

岐伯回答说：肺主导全身皮毛，心主导全身血脉，肝主导全身筋膜，脾主导全身肌肉，肾主导全身骨髓。所以肺脏有热，便发烧口焦，皮毛就呈现虚弱而干枯萎缩的状态，严重的就导致疲弱不能行走。

心脏有热，则气血上逆，上逆就会引起在下的血脉空虚，血脉空虚就会发生脉痿，关节疲弱而不能提举，足胫松缓而不能地行路。

肝脏有热，则胆汁外溢而口苦，筋膜干枯，筋膜干枯则筋脉拘挛，便发生筋痿。

脾有热，则胃干而口渴，肌肉麻木，发生肉痿。

肾有热，则腰脊不能挺立，骨节干枯而髓液减少，便发生骨痿。

【原文】

帝曰：何以得之？

岐伯曰：肺者，脏之长也，为心之盖也，有所失亡，所求不得，则发为肺鸣，鸣则肺热叶焦。故曰：五脏因肺热叶焦，发为痿躄，此之谓也。

悲哀太甚，则胞络绝，胞络绝，则阳气内动，发则心下崩，数溲血也。故《本病》曰：大经空虚，发为肌痹，传为脉痿。

思想无穷，所愿不得，意淫于外，入房太甚，宗筋弛纵，发为筋痿，及为白淫①。故《下经》曰：筋痿者生于肝，使内也。

有渐于湿，以水为事，若有所留，居处相湿，肌肉濡渍，痹而不仁，发为肉痿。故《下经》曰：肉痿者，得之湿地也。

有所远行劳倦，逢大热而渴，渴则阳气内伐，内伐则热舍于肾。肾者水脏也，今水不胜火，则骨枯而髓虚。故足不任身，发为骨痿。故《下经》曰：骨痿者，生于大热也。

【注释】

①白淫：指男子滑精、女子带下的一类疾病。

【译文】

黄帝问道：那究竟是怎样发生的？

岐伯说：肺是五脏之长，又是心脏的罩盖。遇到不如意的事情，或者自己的要求得不到满足，肺就出现不平而喘息之声，不平而鸣则肺叶发热而枯焦。所以说：五脏因肺热叶焦而发生痿躄，说的就是这个道理。

如果悲哀过度，就会使心包络隔绝不通，心包络阻隔不通则阳气在内妄动，致使心血下崩，屡次小便出血。所以《本病》中说："大经脉空虚，发生肌痹，最终恶化为脉痿。"

如果思想没有节制，欲望又不能达到，欲念总是受外界的影响，房事又不加节制，这些都可致使各种筋松弛不上劲，便形成筋痿和滑精、白带之类疾患。所以《下经》中说："筋痿之病发生于肝，是房事太过所致。"

有的人感受湿邪，如同在水湿的环境中的工作，水湿滞留体内，或居处在潮湿之地，肌肉受到湿邪浸渍已久，导致肌肉麻痹而感觉失灵，便发生为肉痿。所以《下经》中说："肉痿是久居湿地引起的。"

有的人长途跋涉，劳累疲倦，又赶上天气炎热而干渴，干渴则内部的阳气亏乏，亏乏则邪热侵入肾脏。肾属水脏，如水不能胜火，就会骨枯髓空，致使两足不能支撑身体，便形成骨痿。所以《下经》中说："骨痿是由于大热所引起的。"

【原文】

帝曰：何以别之？

岐伯曰：肺热者，色白而毛败；心热者，色赤而络脉溢①；肝热者，色苍而爪枯；脾热者，色黄而肉蠕动；肾热者，色黑而齿槁。

帝曰：如夫子言可矣。论言治痿者，独取阳明，何也？

岐伯曰：阳明者，五脏六腑之海，主润宗筋②，宗筋主束骨而利机关也。冲脉者，经脉之海也，主渗灌谿谷，与阳明合于宗筋。阴阳揔宗筋之会，会于气街，而阳明为之长，皆属于带脉，而络于督脉。故阳明虚，则宗筋纵，带脉不引，故足痿不用也。

帝曰：治之奈何？

岐伯曰：各补其荥而通其俞，调其虚实，和其逆顺，筋脉骨肉，各以其时受月，则病已矣。

帝曰：善。

【注释】

①络脉溢：指浅表部位的脉络出血。
②宗筋：指全身众多筋的会聚处。泛指全身的筋膜。

【译文】

黄帝问道：用什么办法来区别呢？

岐伯说：肺热的痿病，面色白而毛发衰败；心热的痿病，面色红而浅表血络显现；肝热的痿病，面色青而爪甲干枯；脾热的痿病，面色黄而肌肉蠕动；肾热的痿病，面色黑而牙齿枯槁。

黄帝道：按照先生所说是可取的。医书中所说治痿病应独取阳明经，这是为什么？

岐伯说：阳明经是五脏六腑营养的源泉，能滋养各路的筋，筋是主管约束骨节的，能使关节运动灵活。冲脉是经脉的气血会聚之处，主管输送气血以渗透灌溉各个肌膝骨节，与阳明经会合于各筋。阴经阳经都总会于各筋，再会合于足阳明经的气衔穴，所以说阳明经是它们的统领，它们都属于带脉，而联络于督脉。所以阳明经虚不足则各筋弛缓，带脉也不能收引诸脉，因此两足就痿弱无力了。

黄帝问道：怎样治疗呢？

岐伯说：补养各经的荥穴，疏通各经的输穴，从而调节机体的虚实，

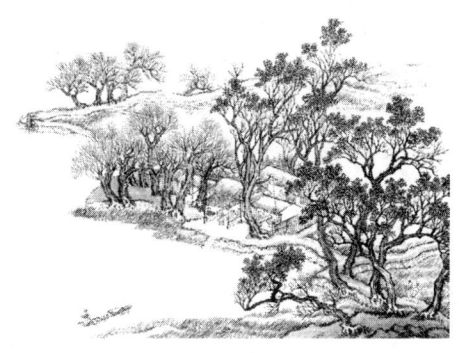

平和气血的逆顺。不管筋脉骨肉的病变如何,只是按照与其所合的当旺月份进行治疗,病就会得到治愈。

黄帝道:好啊!

厥论篇第四十五

【提要】

厥,即气机逆乱。本篇介绍寒厥和热厥的病因、症状以及六经之厥的症状和治愈原则。

【原文】

黄帝问曰:厥之寒热者①,何也?

岐伯对曰:阳气衰于下,则为寒厥;阴气衰于下,则为热厥。

帝曰:热厥之为热也,必起于足下者,何也?

岐伯曰:阳气起于足五指之表,阴脉者集于足下,而聚于足心,故阳气胜则足下热也。

帝曰:寒厥之为寒也,必从五指而上于膝者,何也?

岐伯曰:阴气起于五指之里,集于膝下而聚于膝上,故阴气胜,则从五指至膝上寒。其寒也,不从外,皆从内也。

【注释】

①厥:厥逆,指阴阳之气违背常规运行。

【译文】

黄帝问:厥病有寒有热,为什么呢?

岐伯回答说:阳气向下部衰竭,就是寒厥;阴气向下部衰竭,就是热厥。

黄帝问:热厥之发热,必定先从足下发生,为什么?

岐伯说:阳气起于脚五指的外侧,集中于脚下,而聚结于脚心,所以阳气胜时,脚下就会发热。

黄帝问：寒厥之发寒，必定先从五指发生而上行到膝下，这又是为什么？

岐伯说：阴气起于足五指的里侧，集中在膝下，而聚集在膝上。所以阴气胜，寒冷之气就先起于足指的里侧，上行到膝上。这种寒冷，不是从外面侵入人体的寒气，而是从体内的阳虚所产生的阴寒之气。

【原文】

帝曰：寒厥何失而然也？

岐伯曰：前阴者，宗筋之所聚，太阴阳明之所合也。春夏则阳气多而阴气少，秋冬则阴气盛而阳气衰。此人者质壮，以秋冬夺于所用，下气上争不能复，精气溢下，邪气因从之而上也；气因于中①，阳气衰，不能渗营其经络，阳气日损，阴气独在，故手足为之寒也。

帝曰：热厥何如而然也？

岐伯曰：酒入于胃，则络脉满而经脉虚。脾主为胃行其津液者也，阴气虚则阳气入，阳气入则胃不和，胃不和则精气竭，精气竭则不营其四支也。此人必数醉，若饱以入房，气聚于脾中不得散，酒气与谷气相薄，热盛于中，故热遍于身，内热而溺赤也。夫酒气盛而慓悍，肾气有衰，阳气独胜，故手足为之热也。

【注释】

①气因于中：阴寒之气是因内而生。

【译文】

黄帝问：寒厥是怎样形成的？

岐伯答道：前阴是各筋聚集的地方，也是足太阴脾经和足阳明胃经的会合场所。春夏季阳气多而阴气少，秋冬季阴气盛而阳气衰。这种患寒厥症的人，往往身体壮实，在秋冬季节，超常操劳，或者房事不加节制，在下的阴气向上浮，与阳气相争，从而使阳气不能内藏，精气泄漏，邪气便得以上逆。寒邪之气因在体内而生，阳气就逐渐衰退，不能渗透营运于经络之中，于是，阳气一天天受损，只留阴气存在，所以手足就会发冷。

黄帝问：热厥是怎样形成的？

岐伯答道：酒入胃里，则使络脉中充满血液，而经脉里却空虚。脾是主导为胃输送津液的，阴气虚阳气则乘虚而入，阳气抢入则胃气失和，胃气失和则水谷所产生的精气就相应衰减，精气一旦衰减，就不能正常营养四肢了。这种病人，一定是多次醉酒，而且在饱食后行房，气聚于脾中而得不到宣泄发散，食酒之气与食谷之气相遇互动，纠集成热，从里面生起，因而导致全身发热。因为有内热，所以小便成赤色。酒性气盛而运行剽悍，肾气有所衰减，而阳气独胜，所以手足就发热。

【原文】

帝曰：厥或令人腹满，或令人暴不知人，或至半日远至一日乃知人者，何也？

岐伯曰：阴气盛于上则下虚，下虚则腹胀满；阳气盛于上，则下气重上，而邪气逆，逆则阳气乱，阳气乱则不知人也。

帝曰：善。愿闻六经脉之厥状病能也。

岐伯曰：巨阳之厥，则肿首头重，足不能行，发为眴仆①；阳明之厥，则癫疾欲走呼，腹满不得卧，面赤而热，妄见而妄言；少阳之厥，则暴聋颊肿而热，胁痛，骱不可以运②；太阴之厥，则腹满䐜胀，后不利，不欲食，食则呕，不得卧；少阴之厥，则口干溺赤，腹满心痛；厥阴之厥，则少腹肿痛，腹胀，泾溲不利，好卧屈膝，阴缩，骱内热。盛则泻之，虚则补之，不盛不虚，以经取之。

太阴厥逆，骱急挛，心痛引腹，治主病者；少阴厥逆，虚满呕变，下泄清，治主病者；厥阴厥逆，挛、腰痛，虚满，前闭，谵言③，治主病者。三阴俱逆，不得前后，使人手足寒，三日死。太阳厥逆，僵仆，呕血善衄④，治主病者；少阳厥逆，机关不利，机关不利者，腰不可以行，项不可以顾，发肠痈不可治，惊者死；阳明厥逆，喘咳身热，善惊，衄呕血；手太阴厥逆，虚满而咳，善呕沫，治主病者，手心主少阴厥逆，心痛引喉，身热，死，不可治；手太阳厥逆，耳聋泣出，项不可以顾，腰不可以俯仰，治主病者；手阳明、少阳厥逆，发喉痹、嗌肿，痓，治主病者。

【注释】

①眴（xuàn）仆：眼花容易跌倒。

②骭：即胻，脚胫，小腿。

③谵（zhān）言：胡言乱语，俗称说胡话。

④善衄（nù）：动不动就流鼻血。

【译文】

黄帝说：厥病有的使人腹胀，有的使人突然不省人事，或者半天、甚至一天才能认识人，这是为什么？

岐伯说：阴气盛于上，那么下部就虚；下部虚，则腹部就容易胀满。阳气盛于上，那么下部的阴气也会向上行；而邪气是逆向上行的，上逆阳气就会紊乱，阳气一乱，就会使人突然昏厥而不省人事了。

黄帝说：好！我想要听听六经厥病的病症。

岐伯说：太阳经厥的症状，就是面部肿胀，头觉得沉重，足不能行，眼花容易跌倒；阳明经厥的症状，就是发疯发癫，乱跑乱叫，腹胀满而不能躺卧，面红耳赤发热，往往出现幻觉，而且胡言乱语；少阳经厥的症状，就是人突然耳聋，脸颊肿胀发热，两胁疼痛，小腿不可以行动；太阴经厥的症状，就是令人肚腹胀满，大便艰涩不爽利，不想吃饭，吃了就呕吐，不能睡得安稳；少阴经厥的症状，就是人舌干，小便色赤，腹满心痛；厥阴经厥的症状，就是人的小腹肿痛，而且腹胀，大便小便都不利，

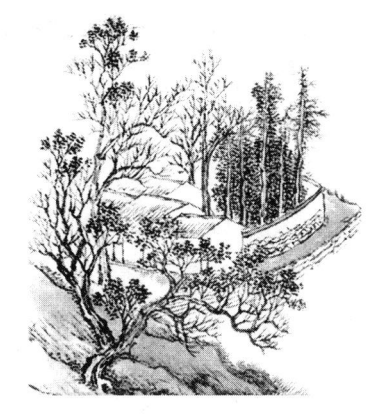

喜欢蜷腿躺着，前阴萎缩，小腿内侧发热。治疗这些厥病，气盛的就用泄法，气虚的就用补法，既不盛又不虚的，就按本经所对应的主穴治疗即可。

足太阴经有厥逆，则小腿拘挛，心痛牵扯到腹部，要从主导它的腧穴诊治；足少阴经有厥逆，则腹部虚满、呕吐、下泄清水，要从主导它的腧穴诊治；足厥阴经有厥逆，则表现为痉挛、腰痛、腹部虚满、小便不通、胡言乱语，要从主导它的腧穴诊治；如太阴、少阴、厥阴同时厥逆，人的大小便都不通，而且手足冰凉，三天后人就会死亡。足太阳经有厥逆，则人出现昏倒、吐血，经常鼻出血，要从主导它的腧穴诊治；足少阳经有厥逆，则筋骨关节不灵便，腰不可以动弹，脖项不可以回顾，如若伴随生发肠痈，就难以治疗，如再受惊，人就会死亡；足阳明经厥逆，则喘急而咳嗽，身体发热，容易受惊，鼻出血，而且呕血；手太阴经有厥逆，则胸腔虚满而咳嗽，常常呕出痰水，要从主导它的腧穴诊治；手心包络和手少阴心经有厥逆，则心痛牵扯到咽喉，身体发热，人就会死，不能治；手太阳经有厥逆，则表现为耳聋，眼睛流泪，头颈不能回顾，腰不可以前俯后仰，要从主导它的腧穴诊治；手阳明经和少阳经有厥逆，则发生喉痹、咽肿、口腔溃疡，要从主导它的腧穴诊治。

刺要论篇第五十

【提要】

本篇阐述了针刺的基本要领，指出依据疾病所在部位确定适宜的进针深度是针刺的要领；如果刺深或者刺浅都达不到治病的效果，甚至会适得其反。

【原文】

黄帝问曰：愿闻刺要。

岐伯对曰：病有浮沉①，刺有浅深，各至其理，无过其道。过之则内伤，不及则生外壅，壅则邪从之。浅深不得，反为大贼，内动五脏，后生大病。故曰：病有在毫毛腠理者，有在皮肤者，有在肌肉者，有在脉者，有在筋者，有在骨者，有在髓者。是故刺毫毛腠理无伤皮，皮伤则内动肺，肺动则秋病温疟，泝泝然寒栗②。刺皮无伤肉，肉伤则内动脾，脾动则七十二日四季之月，病腹胀烦，不嗜食。刺肉无伤脉，脉伤则内动心，心动则夏病心痛。刺脉无伤筋，筋伤则内动肝，肝动则春病热而筋弛。刺筋无伤骨，骨伤则内动肾，肾动则冬病胀，腰痛。刺骨无伤髓，髓伤则销铄胻酸③，体解㑊然不去矣④。

【注释】

①浮沉：指病位的表里深浅。

②泝泝（sù）然：气逆而上，形容怕冷的样子。

③销铄：形容枯瘦的样子。

④体解：解，即懈；身体懈怠。

【译文】

黄帝问道：我想了解针刺的要领。

岐伯回答说：疾病有表里的区别，刺法有浅深的对待，分别到达应到的部位，而不能违背这个规则。刺得深了，就会损伤内脏；刺得浅了，就会使外表形成壅滞，壅滞了病邪以顺着侵入了。因此，针刺的深浅不适当，反会成为大的危害，对内使五脏紊乱，继而发生大病。所以说，疾病有在毫毛腠理的，有在皮肤的，有在肌肉的，有在脉的，有在筋的，有在骨的，有在髓的。因此，应该刺毫毛腠理的，不要伤及皮肤；若皮肤受伤，就会扰动肺脏的正常功能；肺脏功能乱后，到秋天时，就易患温疟病，出现恶寒战栗的症状。应该刺皮肤的，不要伤及肌肉；若肌肉受伤，就会扰动脾脏的正常功能，在每一季节的最后十八天中，腹胀烦满、不思饮食。应该刺肌肉的，不要伤及血脉；若血脉受伤，就会扰动心脏的正常功能，到夏天时，就易患心痛病。应该刺血脉的，不要伤及筋脉；若筋脉受伤，就会扰动肝脏的正常功能，到春天时，就易患热病，筋脉弛缓。应该刺筋的，不要伤及骨，若骨受伤，就会扰动肾脏的正常功能，到冬天时，就易患腹胀、腰痛的病。应该刺骨的，不要伤及骨髓，若骨髓受伤人便日渐消瘦憔悴，小腿发酸，肢体懈怠，无力举动。

刺齐论篇第五十一

【提要】

刺齐，即针刺的限度。本篇重点讨论"刺浅深"的问题，指出刺骨、刺筋、刺肉、刺脉、刺皮时"无伤"的要求，太过或不及都是违反了针刺的原则，就会给病人造成伤害。

【原文】

黄帝问曰：愿闻刺浅深之分。

岐伯对曰：刺骨者无伤筋；刺筋者无伤肉；刺肉者无伤脉；刺脉者无伤皮。刺皮者无伤肉；刺肉者无伤筋；刺筋者无伤骨。

帝曰：余未知其所谓，愿闻其解。

岐伯曰：刺骨无伤筋者，针至筋而去，不及骨也；刺筋无伤肉者，至肉而去，不及筋也；刺肉无伤脉者，至脉而去，不及肉也；刺脉无伤皮者，至皮而去，不及脉也。所谓刺皮无伤肉者，病在皮中，针入皮中，无伤肉也；刺肉无伤筋者，过肉中筋也；刺筋无伤骨者，过筋中骨也。此之谓反也。

【译文】

黄帝问道：我想听听关于针刺浅深的分寸。

岐伯回答说：刺骨的不是要伤到筋；刺筋的不是要伤到肉；刺肉的不是要伤到脉；刺脉的不是要伤到皮。刺皮的不要伤到肉；刺肉的不要伤到筋；刺筋的不要伤到骨。

黄帝说：我还是不十分明白你说的这些，希望听您详细地解说一下。

岐伯回答说：刺骨不是要伤筋，是说针刺不要只刺到筋就停针或出针，而到不了骨；刺筋不是要伤肉，是说针刺不要只刺到肉就停针或出针，而到不了筋；刺肉不是要伤脉，是说针刺不要只刺到脉就停针或出针，而到不了肉；刺脉不是要伤皮，是说针刺不要只刺到皮就停针或出针，而到不了脉。所谓刺皮肤不要伤肉，却是说病在皮中，不要再深刺伤肉；刺肉不要伤筋，是说不要刺肉太过伤损及筋；刺筋不要伤骨，是说刺筋不要太过伤损及骨。这些是因为肌体部位的深浅不同而针刺的情况正好相反。

刺志论篇第五十三

【提要】

所谓志，即记住。本篇论述了虚实的要点与寒热的关系以及针刺补泻的手法，属于针刺中的重要内容，必须牢记不忘。

【原文】

黄帝问曰：愿闻虚实之要。

岐伯对曰：气实形实，气虚形虚，此其常也，反此者病。谷盛气盛，谷虚气虚，此其常也，反此者病。脉实血实，脉虚血虚，此其常也，反此者病。

帝曰：如何而反？

岐伯曰：气盛身寒，此谓反也；气虚身热，此谓反也；谷入多而气少，此谓反也；谷入少而气多，此谓反也；脉盛血少，此谓反也；脉少血多，此谓反也。

气盛身寒，得之伤寒；气虚身热，身之伤暑；谷入多而气少者，得之有所脱血，湿居下也；谷入少而气多者，邪在胃及与肺也；脉小血多者，饮中热也；脉大血少者，脉有风气，水浆不入。

夫实者，气入也；虚者，气出也；气实者，热也；气虚者，寒也；入实者，左手开针空也；入虚者，左手闭针空也。

【译文】

黄帝问道：我想听一听关于虚实的的要点。

岐伯回答说：气充实的，形体也壮实；气虚弱的，形体也虚弱，这是正常现象，与此相反的，就是病态。吃得多，血气就盛，吃得少，血气就弱，这是正常现象，与此相反的，就是病态。脉充实，血也充实，脉虚弱，血也衰虚，这是正常的现象，与此相反的，就是病态。

黄帝问道：怎样才是反常的呢？

岐伯回答说：气充实，身体却觉得冷；气虚弱，身体却发热，这就是反常。吃得多，血气却不足，这就是反常。吃得少，血气却多，这就是反常。脉搏盛，但血气少，这就是反常。脉搏弱，血气却多，这就是反常。

气充实，身体却怕冷，这是感受了风寒。气虚弱，身体却发热，这是感受了暑热。吃得多，血气却不足，这是由于失血，湿气滞留于下部。吃得少，血气却充盛，这是邪气停留于胃和肺的结果。脉小而血多，是因为饮酒导致中焦郁热。脉大而血少，是因为风邪入于脉中，水汤不进造成的。

有了实症是因为邪气入侵，有了虚症是因为正气外泄。气实的表现是人身体发热，气虚的表现是人身体寒冷。针刺实症时，左手放开针孔以泻邪气，针刺虚症时，左手闭合针孔以存正气。

经络论篇第五十七

【提要】

本篇论述了经络与五脏的关系，指出"经有常色，络无常变"的特点，经脉各有对应的色泽，心赤、肺白、肝青、脾黄、肾黑属于正常的色，否则便是有病的症状。

【原文】

黄帝问曰：夫络脉之见也，其五色各异，青、黄、赤、白、黑不同，其故何也？

岐伯对曰：经有常色，而络无常变也。

帝曰：经之常色何如？

岐伯曰：心赤、肺白、肝青、脾黄、肾黑，皆亦应其经脉之色也。

帝曰：络之阴阳，亦应其经乎？

岐伯曰：阴络之色应其经，阳络之色变无常，随四时而行也。寒多则凝泣，凝泣则青黑；热多则淖泽，淖泽则黄赤。此皆常色，谓之无病。五色具见者，谓之寒热。

帝曰：善。

【译文】

黄帝问道：被人看到的络脉，表现出各不相同的五种颜色，分别是青、黄、赤、白、黑，这是什么缘故呢？

岐伯回答说：经脉的颜色有常态，而络脉的颜色则没有常态。

黄帝说：经脉的常色是怎样的呢？

岐伯说：心经赤，肺经白，肝经青，脾经黄，肾经黑，这些都是与其所属经脉的常色相应的。

黄帝说：阴络与阳络，也与其经脉的颜色相应吗？

岐伯说：阴络的颜色与其经脉相应，阳络的颜色则变化无常，它是随着四时的变化而变化的。寒气多时气血的运行则凝滞，凝滞则出现青黑之色；热气多时气血的运行则滑利，滑利则出现黄赤之色。这都是正常的色泽，是无病的表现。如果五色全部显现，就是寒热病的症状。

黄帝说：好。

气穴论篇第五十八

【提要】

本篇专门论述人体的穴位，节选部分依据天人感应的观点，指出一年有365天，人身上就有365个穴位，论述了荣卫之气的运行与穴位的关系。此篇岐伯所谓"圣人易语，良马易御"已经成为至理名言。

【原文】

黄帝问曰：余闻气穴三百六十五，以应一岁，未知其所，愿卒闻之。

岐伯稽首再拜对曰：窘乎哉问也！其非圣帝，孰能穷其道焉！因请溢意尽言其处。

帝捧手逡巡而却曰：夫子之开余道也，目未见其处，耳未闻其数，而目以明，耳以聪矣。

岐伯曰：此所为"圣人易语，良马易御"也①。

帝曰：余非圣人之易语也，世言真数开人意②。今余所访问者真数，发蒙解惑，未足以论也。然余愿闻夫子溢志，尽言其处，令解其意。请藏之金匮，不敢复出。

【注释】

①圣人易语，良马易御：圣人因为智慧超群，所以容易对话；良马因为通晓人性，所以容易驾驭。

②真数：气穴之数，即人体的三百六十五个穴位。

【译文】

黄帝问道：我听说人体上的气穴有三百六十五个，以应一年之天数，但不知其所在的部位，我想听你详尽地讲讲。

岐伯低头拜了两拜回答说：你提的这个问题出乎我的意外，我一点心理准备都没有。如果不是英明的帝王，谁能穷究这些深奥的道理呢。因此请允许我尽情地将它们讲给你听。

黄帝拱手恭敬谦逊地退让说：先生您请，您对我讲的道理，使我深受教益。我虽然尚未看到它们的具体部位，尚未听到它们的具体数字，但已经使我耳聪目明了。

岐伯说：这正是所谓"圣人易语，良马易御"的情况啊！

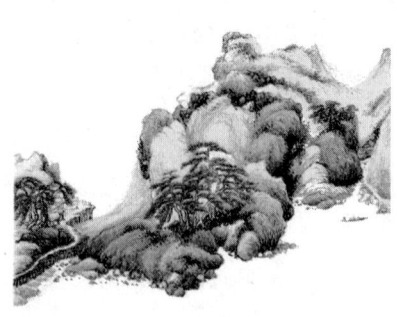

黄帝说道：我并不是"圣人易语"的圣人，人们说气穴能够使人的意识开窍。现在我向你所询问的是气穴的数理，是要开启我的蒙昧、解除我的疑惑，谈不上什么见识。然而我想听到先生畅所欲言，尽情地将它们的部位讲出来，使我能了解它们的价值,然后记录了藏于金匮之中,不敢轻易拿出来传授于人。

【原文】

帝曰:余已知气穴之处,游针之居,愿闻孙络谿谷①,亦有所应乎?

岐伯曰:孙络三百六十五穴会,亦以应一岁,以溢奇邪,以通荣卫。荣卫稽留,卫散荣溢,气竭血著,外为发热,内为少气。疾泻无怠,以通荣卫,见而泻之,无问所会。

帝曰:善。愿闻谿谷之会也。

岐伯曰:肉之大会为谷,肉之小会为谿。肉分之间,谿谷之会,以行荣卫,以会大气。邪溢气壅,脉热肉败,荣卫不行,必将为脓,内销骨髓,外破大䐃②,留于节凑,必将为败。积寒留舍,荣卫不居,卷肉缩筋,肋肘不得伸,内为骨痹,外为不仁,命曰不足,大寒留于谿谷也。谿谷三百六十五穴会,亦应一岁。其小痹淫溢,循脉往来,微针所及,与法相同。

帝乃辟左右而起,再拜曰:今日发蒙解惑,藏之金匮,不敢复出。乃藏之金兰之室③,署曰:《气穴所在》。

岐伯曰:孙络之脉别经者,其血盛而当泻者,亦三百六十五脉,并注于络,传注十二络脉,非独十四络脉也,内解泻于中者十脉。

【注释】

①孙络谿谷:细小的络脉和肌肉交合处。
②大䐃(jùn):大肌。
③金兰之室:用黄金装饰、有兰草摆设的房间,形容极其华丽而重要的地方。

【译文】

黄帝说道:我已经知道了气穴的部位,也就是针刺的部位,我还想听你说说孙络与豁谷是否也有所对应呢?

岐伯说:孙络与三百六十五穴相会,以对应一岁,它们疏散外邪之气,连通营卫之气。若营卫之气不得通畅运营,稽留为滞气,造成卫气外散,营血内溢,气短而血旺,则会导致外则发热,内则少气。遇到这种情况应迅速针刺用泻法,以通畅营卫。凡是见到有营卫稽留之处,即泻之,不必究问是否是穴会之处。

黄帝说:好。我想听听什么是"豁谷之会"。

岐伯说:肌肉与肌肉大的会合的部位叫谷,小的会合部位叫豁。分肉之间,豁谷会合的部位,能通行营卫,会聚宗气。如果邪气盈满溢出,正气阻滞不畅,则脉发热,肌肉败坏,营卫不能通行,必将郁积成脓,内则消蚀骨髓,外则溃烂大肌,留藏于关节肌腠之间,必将使筋肌败坏。如果寒邪留藏不去,营卫不能存留作用,则肌肉萎缩、筋脉蜷缩,肋和肘不得伸展,内则发生骨痹,外则表现为麻木,这是正气不足的症候,是由寒邪流连于溪骨所致。豁谷与三百六十五穴相会合,也与一年相对应。若是邪气尚在皮毛孙络形成的小痹继续活动,随脉往来运行,用微针能够达到即可治疗,其方法与针刺孙络是一样的。

于是,黄帝屏退身边的人,起身拜了两拜,说:今天承蒙你的启发,解除了我的疑惑,我要把它藏于金匮之中,不敢轻易拿出来。于是将它藏于金兰之室,题名《气穴所在》。

岐伯说:孙络之脉是属于经脉支别的,其血盛而当泻的,也是与三百六十五脉相同并注于络脉,复传注于十二脉络,不独是十四络脉的范围了。若要从内驱散经络之病邪,亦可以从五脏之脉而泻。

水热穴论篇第六十一

【提要】

本篇节选论述了肾病与积水的关系及其病因。

【原文】

黄帝问曰:少阴何以主肾?肾何以主水?

岐伯对曰:肾者,至阴也;至阴者,盛水也。肺者,太阴也；少阴者，冬脉也。故其本在肾，其末在肺，皆积水也。

帝曰：肾何以能聚水而生病？

岐伯曰：肾者，胃之关也，关门不利，故聚水而从其类也。上下溢于皮肤，故为胕肿。胕肿者，聚水而生病也。

帝曰：诸水皆生于肾乎？

岐伯曰：肾者，牝藏也，地气上者属于肾，而生水液也，故曰至阴。勇而劳甚则肾汗出，肾汗出逢于风，内不得入于脏腑，外不得越于皮肤，客于玄府，行于皮里，传为胕肿。本之于肾，名曰风水。所谓玄府者，汗空也。

【译文】

黄帝问道：少阴为什么主肾？肾又为什么主水？

岐伯回答说：肾属于至阴之脏，至阴属水。肺属于太阴之脏。少阴是属于冬令的经脉，所以水的根本在肾，水的末梢在肺，肾肺两脏都能积水液而为病。

黄帝问道：肾为何能够积水液而生病？

岐伯说：肾是胃的关门，关门不利，水液就要相聚而生了。它们上下泛溢于皮肤，所以形成浮肿。浮肿是水液积聚而生的病。

黄帝问道：各种积水的病都是由肾而生成的吗？

岐伯说：肾脏属阴脏，居下。凡是由下而上行的水气都属于肾，从而化生成水液，所以叫做至阴。逞强好勇，用力太过，则汗由肾出；肾出汗时遇到风邪，向内不能入于脏腑，向外也不能从皮肤排泄，便滞留在玄府之中，在皮肤之内潜行，最后形成浮肿病。此病的根本在肾，病名叫风水。所谓玄府，就是汗孔。

调经论篇第六十二

【提要】

本篇节选论述了刺法所说"有余"和"不足"的十种情况，即神、气、血、形、志的有余或者不足及其与五脏的关系。

【原文】

黄帝问曰：余闻刺法言，有余泻之，不足补之。何谓有余？何谓不足？

岐伯对曰：有余有五，不足亦有五，帝欲何问？

帝曰：愿尽闻之。

岐伯曰：神有余有不足，气有余有不足，血有余有不足，形有余有不足，志有余有不足。凡此十者，其气不等也。

帝曰：人有精气津液①、四支九窍、五脏十六部、三百六十五节，乃生百病；百病之生，皆有虚实。今夫子乃言有余有五，不足亦有五，何以生之乎？

岐伯曰：皆生于五脏也。夫心藏神，肺藏气，肝藏血，脾藏肉，肾藏志，而此成形。志意通，内连骨髓，而成身形五脏。五脏之道，皆出于经隧②，以行血气；血气不和，百病乃变化而生，是故守经隧焉。

【注释】

①精气津液：人身健康所需要的气血和营养的合称。指神、气、血、唾液以及与之相关的精神状态。

②经隧：经络所行之道。

【译文】

黄帝问道：我听刺法上说，有余的用泻法，不足的用补法。但怎样是有余，怎样是不足呢？

岐伯回答说：有余的有五种，不足的也有五种，你要问的是哪一种呢？

黄帝说：我希望全部都听你说。

岐伯说：神有有余有不足，气有有余有不足，血有有余有不足，形有有余有不足，志有有余有不足。这些共计有十种，它们的气的表现各不相同。

黄帝说：人有精、气、津液、四肢、九窍、五脏、十六部、三百六十

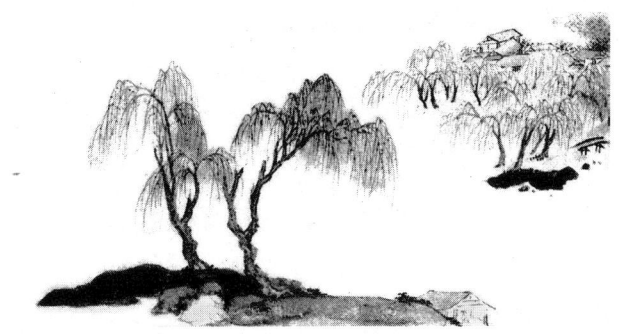

五节,却能够发生百病之多;但百病的发生,都有虚实的不同表现。现在先生却说病因属于有余的有五种,不足的也有五种,究竟是怎样发生的呢?

岐伯说:都是由五脏所生。心藏神,肺藏气,肝藏血,脾藏肉,肾藏志,由五脏所藏之神、气、血、肉、志,形成了人的形体。但人的志意相连通达,内与骨髓相连,而形成了人体五脏。五脏相互联系的道路都是经脉,通过经脉运行血气;人的血气不和,身体就会变化而生出各种疾病。所以诊断和治疗疾病均以经脉为依据。

四时刺逆从论篇第六十四

【提要】

本篇节选着重论述了三阴三阳经的有余和不足所导致的痹病和风病的特征,阐述了春夏秋冬与身体气血的盛衰关系。

【原文】

厥阴有余,病阴痹①;不足,病生热痹;滑则病狐风疝②;涩则病少腹积气。

少阴有余,病皮痹隐疹③;不足,病肺痹;滑则病肺风疝;涩则病积溲血。

太阴有余,病肉痹寒中;不足,病脾痹;滑则病脾风疝;涩则病积,心腹时满。

阳明有余，病脉痹，身时热；不足，病心痹；滑则病心风疝；涩则病积，时善惊。

太阳有余，病骨痹身重；不足，病肾痹；滑则病肾风疝；涩则病积，善时巅疾。

少阳有余，病筋痹胁满；不足，病肝痹；滑则病肝风疝；涩则病积，时筋急目痛。

是故春，气在经脉；夏，气在孙络；长夏，气在肌肉；秋，气在皮肤；冬，气在骨髓中。

帝曰：余愿闻其故？

岐伯曰：春者，天气始开，地气始泄，冻解冰释，水行经通，故人气在脉；夏者，经满气溢，入孙络受血，皮肤充实；长夏者，经络皆盛，内溢肌中；秋者，天气始收，腠理闭塞，皮肤引急；冬者盖藏，血气在中，内著骨髓，通于五脏。是故邪气者，常随四时之气血而入客也，至其变化，不可为度，然必从其经气，辟除其邪；除其邪则乱气不生。

【注释】

①阴痹：偏寒性的痹症，与"阳痹"相反。
②疝：指由于某种脏器周围肌体组织的薄弱而产生的局部隆起。
③隐疹：即瘾疹。因内毒而形成的一种皮肤病。

【译文】

厥阴之气有余，就会发生阴痹；不足就会发生热痹；气血过于滑利就会患狐风疝；气血运行涩滞少腹中就会形成积气。

少阴之气有余，就会发生皮痹和隐疹；不足就会发生肺痹；气血过于滑利就会患肺风疝；气血运行涩滞就会形成积聚和尿血。

太阴之气有余，就会发生肉痹和寒中；不足就会发生脾痹；气血过于滑利就会患脾风疝；气血运行涩滞就会形成积聚和心腹胀满。

阳明之气有余，就会发生脉痹，身体有时发热；不足就会发生心痹；气血过于滑利就会患心风疝；气血运行涩滞就会形成积聚和不时惊恐。

太阳之气有余,就会发生骨痹,身体沉重;不足就会发生肾痹;气血过于滑利就会患肾风疝;气血运行涩滞就会形成积聚,不时发生癫病。

少阳之气有余,就会发生筋痹,胁肋憋胀;不足就会发身肝痹;气血过于滑利就会患肝风疝;气血运行涩滞就会积聚,有时发生筋脉拘急和眼目疼痛等症。

所以,春天,人的气血在经脉;夏天,人的气血在孙络;长夏,人的气血在肌肉;秋天,人的气血在皮肤;冬天,人的气血在骨髓中。

黄帝说:我想听听其中的道理。

岐伯说:春季,天的阳气开始启动,地的阴气也开始发泄,冬天的冰冻逐渐融化,水道通行流畅,所以人的气血也集中在经脉中流行;夏季,经脉中气血充满而流溢,进入孙络,孙络接受了气血,皮肤就变得充实了;长夏,经脉和络脉中的气血都很旺盛,充分地滋润于肌肉之中;秋季,天气开始收敛,肌体的腠理随之闭塞,皮肤的毛孔也收紧了;冬季主导闭藏,人身的气血收藏在内,聚集在骨髓并贯通于五脏。所以,邪气往往随着四时气血的变化而侵入人体,至于它们的变化,是难以预测的,但必须顺应四时经气的变化驱除其邪气,驱除了邪气,气血就不会逆乱了。

天元纪大论篇第六十六

【提要】

本篇节选主要论述了五运六气学说的一些基本法则,指出了五运六气与四时变化、万物生灭的关系。指出五运六气的运行规律不可违背,提出"敬之者昌,慢之者亡,无道行私,必得夭殃""善言始者,必会于终;善言近者,必知其远"的哲学论断。

【原文】

黄帝问曰:天有五行,御五位,以生寒暑燥湿风。人有五脏,化五气,以生喜怒思忧恐。《论》言五运相袭①,而皆治之,终期之日②,周而复始。余已知之矣,愿闻其与三阴三阳之候奈何合之。

鬼臾区稽首再拜对曰：昭乎哉问也。夫五运阴阳者，天地之道也，万物之纲纪，变化之父母，生杀之本始，神明之府也，可不通乎。

　　故物生谓之化，物极谓之变，阴阳不测谓之神，神用无方谓之圣。

　　夫变化之为用也，在天为玄，在人为道，在地为化。化生五味，道生智，玄生神。神在天为风，在地为木；在天为热，在地为火；在天为湿，在地为土；在天为燥，在地为金；在天为寒，在地为水。故在天为气，在地成形，形气相感，而化生万物矣。然天地者，万物之上下也；左右者，阴阳之道路也；水火者，阴阳之征兆也；金木者，生成之终始也。气有多少，形有盛衰，上下相召，而损益彰矣。

【注释】

　　①《论》言五运相袭：《运》即《六节脏象论》，五运相袭即木火土金水五行以及与之相应的五脏运行的规律相承袭。

　　②期：一年。

【译文】

　　黄帝问道：天有木、火、土、金、水五行，分别主管东、南、中、西、北五个方位，从而产生寒、暑、燥、湿、风等气候变化，对应人体的五脏肝、心、脾、肺、肾而生成五志，从而产生喜、怒、思、忧、恐等情志变化。《六节脏象论》所谓五运相因相袭，各有一定的主治季节，等到一年终结之时，又重新开始新的一年的情况，周而复始，我已经知道了。我想再听听关于五运和三阴三阳是怎样结合的。

　　鬼臾区再次跪拜回答说：这个问题很高明啊！五运和阴阳变化是天地运化的一般规律，是自然万物遵循的纲领，是事物发展变化的根本，是生成与死亡的起点与终点，是宇宙间神明的所在，哪能不通晓呢？

　　因而事物的开始发生叫做"化"，发展到极点叫做"变"，阴阳变化难以探测叫做"神"，能够掌握和运用这种变幻莫测的人，叫做"圣"。

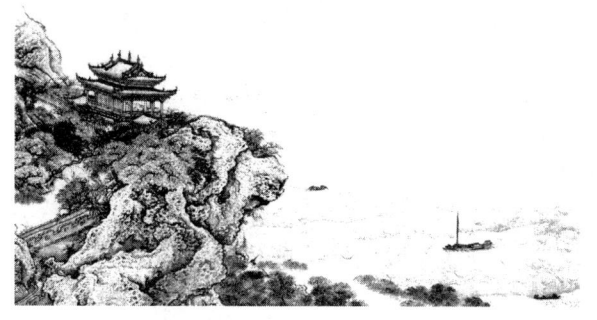

阴阳变化的作用,在天就称之为玄,在人称之为道,在地称之为化。物质的生化而产生五味,认识了道而产生智慧,在玄妙的境界而产生神明。神明在天为风,在地为木;在天为热,在地为火;在天为湿,在地为土;在天为燥,在地为金;在天为寒,在地为水。所以在天为无形的气,在地便为有形的质,形和气互相感应就变化生成万物了。然而,天地是万物有了上下的标志;左右是阴阳有了道路的标志;水火是阴阳有了征兆的标志;金木是万物生成有始终的标志。阴阳之气有多少的不同,有形物质有旺盛和衰老的区别,上下之质互相感应,事物衰退与增强的表现就明显了。

【原文】

帝曰:夫子之言,上终天气,下毕地纪,可谓悉矣。余愿闻而藏之,上以治民,下以治身,使百姓昭著,上下和亲,德泽下流,子孙无忧,传之后世,无有终时,可得闻乎?

鬼臾区曰:至数之机①,迫迮以微②,其来可见,其往可追。敬之者昌,慢之者亡,无道行私,必得夭殃。谨奉天道,请言真要。

【注释】

①至数之机:五运六气相合的一定规律。
②迫迮(zé):迫近深细。

【译文】

黄帝说:先生所谈论的,上则说尽了天气,下则说尽了地理,可以说是很详尽了。我想把所听到的珍藏起来,用来上以调治百姓,下以保养自身,并使百姓们能够明白这些道理,上下和睦亲爱,德泽广泛流行,使子孙没有忧患,并能传之于后世,没有终了的时候,可以听听你的见解吗?

鬼臾区说:气运结合的规律,切近而且深细,它来的时候可以看见,它去的时候可以追寻。敬畏并遵从这些规律,就能繁荣昌盛;怠慢而违背这些规律,就要损折夭亡;不遵守这些规律,只按个人的意志去行事,必然要遇到天谴而受灾殃。我小心谨慎地尊奉天道的运行规律,现在请让我讲讲其中的至理要道。

【原文】

帝曰:善言始者,必会于终;善言近者,必知其远。是则至数极而道不惑,所谓明矣。愿夫子推而次之,令有条理,简而不匮,久而不绝,易用难忘,为之纲纪。至数之要,愿尽闻之。

鬼臾区曰:昭乎哉问!明乎哉道!如鼓之应桴,响之应声也。

【译文】

黄帝说:善于谈论事理起始的人,必能预知它的结果;善于谈论当前的人,必然预设将来的结局。这样的话,气运的规律虽然极其深远,而其中的道理却不会迷惑,这就是所说"明"的意思。请先生把这些道理加以归纳推论,进一步编排,使它有条有理,简明而又全面,永远相传而不至于绝亡,容易掌握而不会被忘记,使其称为要领和规矩。对于这些至理要道,望你详细地讲讲。

鬼臾区说:你提的问题很高明啊!问的道理也很明白!就像皮鼓应和鼓槌的敲击而发出响声,又像回声应和发出的声音一样。

五运行大论篇第六十七

【提要】

本篇节选论述了天地上下的运行规则,阐述了五运六气的变化对天地万物的影响,结合五行相生相克的理论解析了五位、五气、五味、五色对人体五脏生化的影响。本篇提出的"当位""不当位"的观点不仅是自然界遵循的规则,对于为政处世也非常有借鉴意义。

【原文】

帝曰:气相得而病者何也?

岐伯曰:以下临上,不当位也。

帝曰:动静何如?

岐伯曰:上者右行,下者左行,左右周天,余而复会也。

帝曰:余闻鬼臾区曰:应地者静。今夫子乃言下者左行,不知其所谓也。愿闻何以生之乎?

岐伯曰:天地动静,五运迁复,虽鬼臾区其上候而已[1],犹不能遍明。夫变化之用,天垂象,地成形,七耀纬虚[2],五行丽地[3]。地者,所以载生成之形类也;虚者,所以列应天之精气也。形精之动,犹根本之与枝叶也。仰视其象,虽远可知也。

【注释】

[1] 上候:天运之候。

[2] 纬虚:运行太虚。

[3] 丽地:附着大地。

【译文】

黄帝说:有因气相得而生病是什么原因呢?

岐伯说:是因为以下临上、不当其位的缘故。

黄帝说:表现是怎样的呢?

岐伯说:天在上,其表现是自东而西向右运行;地在下,其表现是自东而西是向左运行,左行和右行经过一年,又复会于原来的位置。

黄帝说:我听到鬼臾区说:应地之气是静止不动的。现在先生却说"下者左行",不知道你的意思,我想听听它是怎么动的呢。

岐伯说:天地的运动和静止,五行的变动和往复,鬼臾区虽然知道了天的运行情况,但还没有全面明了。大凡天地变化的作用,天显示的是星象，地却形成物质。日月五星七曜运行在太空之中，金水木火土五行附着在大地之上。所以大地承载着生成的各类有形的物质，太虚布列着对应天之精气而出现的星象。地之形质与天之精气的运动，就好比树木的根本和枝叶的关系，抬头观察它的形象，即使距离远远仍然可以看得见它的面貌。

【原文】

帝曰：地之为下，否乎？

岐伯曰：地为人之下、太虚之中者也。

帝曰：冯乎？

岐伯曰：大气举之也。燥以干之，暑以蒸之，风以动之，湿以润之，寒以坚之，火以温之。故风寒在下，燥热在上，湿气在中，火游行其间。寒暑六入，故令虚而生化也。故燥胜则地干，暑胜则地热，风胜则地动，湿胜则地泥，寒胜则地裂，火胜则地固矣。

【译文】

黄帝说：大地在下面，不是吗？

岐伯说：确切地说大地是在人的下面、太空的中间。

黄帝说：你有什么依据吗？

岐伯说：是大气把它托举起来的。燥气使它干燥，暑气使它蒸发，风气使它动荡，湿气使它滋润，寒气使它坚实，火气使它温暖。所以风寒在下，燥热在上，湿气在中，火气游行于中间。一年之内，风寒暑湿燥火六气进入大地，使大地虚空而化生万物。所以燥气盛大地就干燥，暑气盛大地就炽热，风气盛大地就动荡，湿气盛大地就泥泞，寒气盛大地就开裂，火气盛大地就坚固。

【原文】

帝曰：寒暑燥湿风火，在人合之奈何？其于万物，何以生化？

岐伯曰：东方生风，风生木，木生酸，酸生肝，肝生筋，筋生心。其在天为玄，在人为道，在地为化。化生五味，道生智，玄生神，化生气。神在天为风，在地为木，在体为筋，在气为柔，在脏为肝。其性为暄①，其德为和，其用为动，其色为苍，其化为荣，其虫毛②，其政为散，其令宣发，其变摧拉，其眚为陨③，其味为酸，其志为怒。怒伤肝，悲胜怒；风伤肝，燥胜风；酸伤筋，辛胜酸。

【注释】

①暄：温暖，暖和。

②虫毛：有毛的虫子。虫子，泛指动物。指对应的象征动物是带毛的。

③其眚为陨：眚，灾害。指灾害是天降陨石。

【译文】

黄帝说：寒暑燥湿风火六气，与人体是怎样相合的呢？它对于万物，又是怎样生化的呢？

岐伯说：东方生风，风能使木生长，木生酸味，酸味滋养肝脏，肝血能养筋，筋膜能养心脏。其在天表现为玄冥之象，在人表现为认识之道，在地表现为万物的生化。万物生化而成五味，认识之道能生成智慧，玄妙的宇宙之象生成变幻莫测的神明，万物生化而成为气。神的变化在天成为风，在地成为木，在人体成为筋，在气表现为柔和，在脏器表现在肝。它表现在属性上为温暖，表现在德行上为平和，表现在功用上为动，表现在色上为青，表现在生化上为繁荣，表现在虫子上为毛虫，表现在政治上为散乱，表现在时令为生发，表现在变动上为摧折毁坏，表现在灾害上为天降陨石，表现在味上为酸，表现在情志上为怒。怒能伤肝，悲哀能抑制怒气；风气能伤肝，燥气能抑制风气；酸味能伤筋，辛味能抑制酸味。

【原文】

南方生热，热生火，火生苦，苦生心，心生血，血生脾。其在天为热，在地为火，在体为脉，在气为息，在脏为心。其性为暑，其德为显，其用为躁，其色为赤，其化为茂，其虫羽，其政为明，其令郁蒸，其变炎烁①，其眚燔焫②，其味为苦，其志为喜。喜伤心，恐胜喜；热伤气，寒胜热；苦伤气，咸胜苦。

中央生湿，湿生土，土生甘，甘生脾，脾生肉，肉生肺。其在天为湿，在地为土，在体为肉，在气为充，在藏为脾。其性静兼，其德为濡，其用为化，其色为黄，其化为盈，其虫裸③，其政为谧④，其令云雨，其变动注，其眚淫溃，其味为甘，其志为思。思伤脾，怒胜思；湿伤肉，风胜湿；甘伤脾，酸胜甘。

【注释】

①炎烁：炎热，灼热。
②燔焫（fánruò）：焚烧，点燃。
③虫裸：无羽毛鳞甲的动物。
④谧：平静。

【译文】

南方生热，热则生火，火生苦味，苦味养心，心生血，心血滋养脾脏。其在天表现为热，在地表现为火，在人体表现为脉，在气表现为万物生长，在脏器表现为心。其属性表现为暑热，其德行表现为显露，其功用表现为躁动，其色表现为赤，其生化表现为茂盛，其虫表现为羽虫，其政治表现为鲜明，其时令表现为热盛，其变动表现为炎热灼热，其灾害表现为焚烧，其味表现为苦，其情志表现为喜。喜能伤心，恐惧能抑制喜；热能伤气，寒气能抑制热气；苦味能伤气，咸味能抑制苦味。

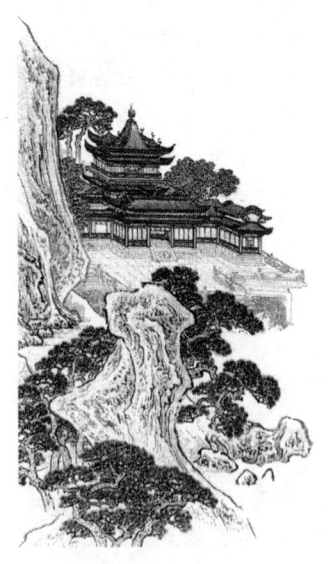

中央生湿，湿能生土，土能生甘味，甘味滋养脾脏，脾能滋养肌肉，肌肉滋养肺脏。其在天表现为湿，在地表现为土，在人体表现为肉，在气表现为充盈，在脏器表现为脾。其属性表现为安静包容，其德行表现为湿润，其功用表现为生化，其色表现为黄，其生化万物表现为盈满，其虫表现为倮虫，其政治表现为安静，其时令表现为布施云雨，其变化表现为久雨不止，其灾害表现为淫雨导致土崩，其味表现为甘，其情志表现为思。思能伤脾，愤怒能抑制思虑；湿气能伤肌肉，风能抑制湿气；甘味能伤脾，酸味能抑制甘味。

【原文】

西方生燥，燥生金，金生辛，辛生肺，肺生皮毛，皮毛生肾。其在天为燥，在地为金，在体为皮毛，在气为成，在脏为肺。其性为凉，其德为清。其用为固，其色为白，其化为敛，其虫介①，其政为劲，其令雾露，其变肃杀，其眚苍落②，其味为辛，其志为忧。忧伤肺，喜胜忧；热伤皮毛，寒胜热；辛伤皮毛，苦胜辛。

北方生寒，寒生水，水生咸，咸生肾，肾生骨髓，髓生肝。其在天为寒，在地为水，在体为骨，在气为坚，在脏为肾。其性为凛，其德为寒，其用为藏，其色为黑，其化为肃，其虫鳞，其政为静，其令霰雪③，其变凝冽，其眚冰雹，其味为咸，其志为恐。恐伤肾，思胜恐；寒伤血，燥胜寒；咸伤血，甘胜咸。

五气更立，各有所先，非其位则邪，当其位则正。

【注释】

①虫介：带甲壳的动物。
②苍落：凋落。
③霰（xiàn）雪：细小的冰粒状的雪。

【译文】

西方生燥，燥气生金，金气生辛味，辛味滋养肺脏，肺滋养皮毛，皮毛能滋养肾脏。其在天表现为燥，在地表现为金，在人体表现为皮毛，在气表现为万物成熟，在脏器表现为肺。其性表现为清凉，其德表现为洁净，其功用表现为坚固，其色表现为白，其生化表现为收敛，其虫表现为甲虫，其政表现为刚劲，其时令表现为雾露，其变动表现为萧瑟摧残，其灾害表现为凋落，其味表现为辛，其情志表现为忧愁。忧能伤肺，喜能抑制忧愁；热能伤皮毛，寒能抑制热气；味能伤皮毛，苦味能抑制辛味。

北方生寒，寒能生水，水气生咸味，咸味滋养肾脏，肾能滋养骨髓，骨髓能滋养肝脏。其在天表现为寒，在地表现为水，在人体表现为骨，在气表现为坚实，在脏器表现为肾。其性表现为严凛，其德表现为寒冷，其功用表现为闭藏，其色表现为黑，其生化表现为整肃，其虫表现为鳞虫，其政表现为平静，其时令表现为霰雪，其灾害表现为冰雹，其味表现为咸，其情志表现为恐。恐能伤肾，思能抑制恐惧；寒能伤血，燥能抑制寒气；咸味能伤血，甘味能抑制咸味。

五方之气交替主时，各有先后，不是它该主之时的表现，就是邪气；正当它该主之时的表现就是正气。

【原文】

帝曰：病生之变何如？

岐伯曰：气相得则微，不相得则甚。

帝曰：主岁何如①？

岐伯曰：气有余则制己所胜②，而侮所不胜；其不及，则己所不胜侮而乘之，己所胜轻而侮之；侮反受邪，侮而受邪，寡于畏也。

帝曰：善。

【注释】

①主岁：即五运之气所主导的时令。

②制己所胜：克制自己所战胜的。

【译文】

黄帝说：致病的变化是怎样的呢？

岐伯说：气与主时之气相合的，病情轻微；气与主时之气不相合的，则病情严重。

黄帝说：主时是怎样的呢？

岐伯说：气有余，就能克制自己能战胜的气，又能欺侮不能胜自己的气；气不足，不仅是战胜了自己的气趁机来欺侮，而且自己所克胜的气也轻视自己敢于前来欺侮；欺侮别人的反而受到邪气侵害，被欺侮的也往往要受邪气侵害，是因为缺少敬畏、无所忌惮导致的。

黄帝说：好。

六微旨大论篇第六十八

【提要】

本篇节选讲述了天道的运行规律，论述了六气学说与天道运行的关系，解释了"岁会""气交"等概念，说明生化之机与天气运行的关系。

【原文】

黄帝问曰：呜呼！远哉！天之道也。如迎浮云，若视深渊。视深渊尚可测，迎浮云莫知其极。夫子数言谨奉天道，余闻而藏之，心私异之，不知其所谓也。愿夫子溢志尽言其事，令终不灭，久而不绝。天之道可得闻乎？

岐伯稽首再拜对曰：明乎哉问！天之道也，此因天之序，盛衰之时也。

【译文】

黄帝问道：哎呀，天道的规律多么深远广大呀！就如仰望迎接空中的浮云，又像是探看深渊一样。探看深渊还可以测知，仰望迎接浮云则不知它的终点。先生多次谈到要谨慎地尊奉天道，我听到了都记下珍藏起来，但是心里私自有些疑惑，不明白你说的天道是什么意思。请先生放开心详尽地讲讲其中的道理，使它永远不致消亡，长久流传后继有人。关于天道的运行规律，你可以讲给我听吗？

岐伯拜了两拜回答说：你提的问题很高明啊！天道的运行规律，就是按照天体运行的规律次序，把握并遵循盛衰变化的时令顺势而为。

【原文】

帝曰：盛衰何如？

岐伯曰：非其位则邪，当其位则正；邪则变甚，正则微。

帝曰：何谓当位？

岐伯曰：木运临卯，火运临午，土运临四季，金运临酉，水运临子。所谓岁会，气之平也。

帝曰：非位何如？

岐伯曰：岁不与会也。

【译文】

黄帝说：自然盛衰是怎样的呢？

岐伯说：不当其位的是邪气，正当其位的是正气；因邪气致病则变化严重，因正气致病则变化轻微。

黄帝说：什么是正当其位呢？

岐伯说：木运遇到卯年，火运遇到午年，土运遇到辰、戌、丑、未年，金运遇到酉年，水运遇到子年，诸如此类正是所说的"岁会"，该岁的天干与地支相会于五方正位，为运气平和之年。

黄帝说：不当其位是怎样的呢？

岐伯说：就是天干地支中运之气与年之方位五行之气不相会。

【原文】

帝曰：何谓气交①？

岐伯曰：上下之位，气交之中，人之居也。故曰：天枢之上②，天气主之；天枢之下，地气主之；气交之分，人气从之，万物由之。此之谓也。

帝曰：何谓初中③？

岐伯曰：初凡三十度而有奇。中气同法。

帝曰：初中何也？

岐伯曰：所以分天地也。

帝曰：愿卒闻之。

岐伯曰：初者地气也，中者天气也。

帝曰：其升降何如？

岐伯曰：气之升降，天地之更用也。

帝曰：愿闻其用何如？

岐伯曰：升已而降，降者调天；降已而升，升者谓地。天气下降，气流于地；地气上升，气腾于天。故高下相召，升降相因，而变作矣。

帝曰：善。寒湿相遘④，燥热相临，风火相值，其有间乎？

岐伯曰：气有胜复，胜复之作，有德有化，有用有变，变则邪气居之。

【注释】

①气交：天地之气交会即为气交。
②天枢：天地交会之处。
③初中：初气和中气，此作用来分解天地的名词。
④遘：遇见相合。

【译文】

黄帝说：什么是气交呢？

岐伯说：天气居上位，地气居下位，天地之气交互之处，为人类所居之处。所以说：天枢以上，由天气所主；天枢以下，由地气所主；在气交之处，人气顺从天地之气的变化，万物由此而生。就是这个意思。

黄帝说：什么是初气、中气呢？

岐伯说：初气占一气中的三十度有零。中气也是这样。

黄帝说：为什么要分初气和中气呢？

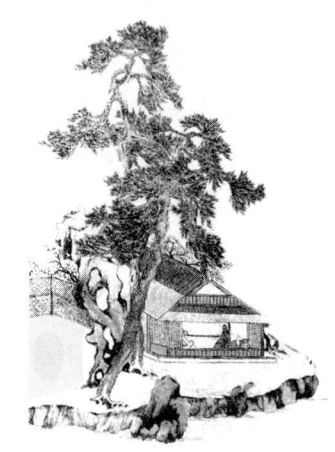

岐伯说：是为了划分天气与地气。

黄帝说：我想听你详尽地讲讲。

岐伯说：初气为地气，中气为天气。

黄帝说：它们的升降是怎样的呢？

岐伯说：气的升降，是天气和地气交替作用的结果。

黄帝说：我想听听它们的作用是怎样的？

岐伯说：地气上升，但升到极点就要下降，下降乃是天气的作用；天气下降，但降到极点就要上升，上升乃是地气的作用。天气下降，其气流荡于地；地气上升，其气蒸腾于天。所以天气和地气的上下相互招引，上升和下降的相互为因，于是不断地发生变化。

黄帝说：好。寒气与湿气相遇，燥气与热气相接，风气与火气相逢，其道理可以说说吗？

岐伯说：六气有胜气和复气，胜气和复气的不断发作，既有根本的功用，又有生化的性能，有所作用，又有所变异，变异就会产生邪气并滞留身体之中。

【原文】

帝曰：何谓邪乎？

岐伯曰：夫物之生从于化，物之极由乎变，变化之相薄，成败之所由也。故气有往复，用有迟速，四者之有，而化而变，风之来也。

帝曰：迟速往复，风所由生，而化而变，故因盛衰之变耳。成败倚伏游乎中①，何也？

岐伯曰：成败倚伏生乎动，动而不已，则变作矣。

帝曰：有期乎？

岐伯曰：不生不化，静之期也。

帝曰：不生化乎？

岐伯曰：出入废则神机化灭②，升降息则气立孤危③。故非出入，则无以生长壮老已；非升降，则无以生长化收藏。是以升降出入，无器不有。故器者生化之宇，器散则分之，生化息矣。故无不出入，无不升降，化有小大，期有近远，四者之有，而贵常守，反常则灾害至矣。故曰：无形无患，此之谓也。

帝曰：善。有不生不化乎？

岐伯曰：悉乎哉问也！与道合同，惟真人也。

帝曰：善。

【注释】

①成败倚伏：成败之事包含着互相转化的因素，互为依托和伏藏，有因果关系。

②神机化灭：精神功能消退丧失。

③气立孤危：借助外气而存在的肌体就孤立无援陷入危险境地。

【译文】

黄帝说：什么是邪气？

岐伯说：物体的生长是从化而来，物体发展到终点是由变而形成，变和化的相互作用与转化，便是成与败的原因所在。所以气有往来，作用有慢快，有了往来快慢这四者的过程，就产生了化和变，并生成了气的往来。

黄帝说：慢快往复，是风产生的原因；有化有变，是由于气的盛衰变化所致。成和败相互依存转化，往来于事物之中，是什么原因呢？

岐伯说：成败依伏转化来自于运动，运动不断，变化就会发生。

黄帝说：运动有一定的时间吗？

岐伯说：不生不化，是相对稳定的时期。

黄帝说：物有不生不化吗？

岐伯说：若出入的功能废止了，则精神功能就消退丧失，生命不再存在；气息升降的作用停止了，则依托外气而立的事物就陷入危亡境地。因此，没有出入功能，也就不会有发生、成长、壮实、衰老与灭亡；没有升降功能，也就不会有发生、成长、变化、收敛与闭藏。所以升降出入之功能，没有什么物体是不具备的。因而物体的具体形象正是生化的场所，若器物的形体分散了，生化之机也就停歇了。因此说，任何物体无不存有出入，无不存在升降之机，不过只是化的大小不同、时间远近的区别而已。出入升降四者都具备了，贵在保持常态不变，如果出现反常，就要发生灾害了。所以说：只有无形才能无患。就是这个意思。

黄帝说：好。有没有不生不化的呢？

岐伯说：你问得很详尽啊！能够与自然规律相融合并适应其变化的，只有"真人"呀。

黄帝说：好。

交变大论篇第六十九

【提要】

本篇节选论述了五运六气对人和万物的影响，阴阳往复和五运更替太过或不及都会产生不利的影响。究竟怎样影响，是本文探讨的要点，属于"上帝所贵""传非其人，慢泄天宝"，因而做了慎重而详细的解释。其主旨是教导统治者"上知天文，下知地理，中知人事，可以长久"的道理。

【原文】

黄帝问曰：五运更治，上应天期；阴阳往复，寒暑迎随；真邪相薄，内外分离；六经波荡，五气倾移；太过不及，专胜兼并①。愿言其始，而有常名，可得闻乎？

岐伯稽首再拜对曰：昭乎哉问也！是明道也。此上帝所贵，先师传之，臣虽不敏，往闻其旨。

帝曰：余闻得其人不教，是谓失道；传非其人，慢泄天宝。余诚菲德②，未足以受至道，然而众子哀其不终，愿夫子保于无穷，流于无极，余司其事，则而行之，奈何？

岐伯曰：请遂言之也。《上经》曰：夫道者，上知天文，下知地理，中知人事，可以长久。此之谓也。

帝曰：何谓也？

岐伯曰：本气位也。位天者，天文也；位地者，地理也；通于人气之变化者③，人事也。故太过者先天，不及者后天，所谓治化而人应之也④。

【注释】

①专胜兼并：一气独盛为"专胜"，二气相兼为"兼并"，专胜为太过，兼并为不及。

②菲德：德行浅薄，此处为谦称。

③通于人气：五运之气与人体之气相遇相通。

④治化而人应之：六气的变化会影响五运，五运与人气的变化相通，所以以人应之。

【译文】

黄帝问道：五运交替，以呼应在天的六气；阴阳往来，与寒暑变化相随；真气与邪气相侵扰，使表里相分离；六经的血气波动不停，五脏之气随之挤压窜动；出现了太过或不及，专胜和兼并的现象发生。我希望你谈谈这些现象的起始原理，以及反映于人身的常规性病情，你可以讲给我听吗？

岐伯低头再拜行礼后回答说：您问得很高明呀！这是应该讲明的道理。这是上帝所珍贵的，由我的老师传授下来的，我虽然不聪慧，以前却听老师教诲过其主要内容。

黄帝道：我听说遇到了合适的人而不教，就是所说的失去传道；如果传授给不适当的人，就是怠慢并泄露了宝贵的天道。我虽然是才德浅薄，不足以接受最高深的大道，但是民众都悲叹他们不得寿终，因此希望先生你为了保护人们的生命长寿，并使大道永远流传下去，由我来主管其事，按照规矩去做，怎么样？

岐伯说：请让我现在就开始谈吧。《上经》中说：所谓道，就是上知天文，下知地理，中知

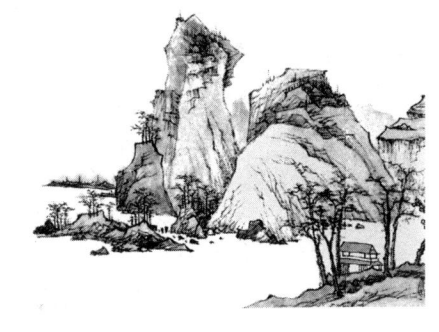

人事，并能保持长久。说的就是这个。

黄帝又问：这怎么讲呢？

岐伯说：这是根据气的位置所确定的。位置在天位，就是天文；在地位，就是地理；通晓人气变化的是人事。因此，太过的气是先于天时而至，不及的气是后于天时而至，所以说，时运的变化会与人的变化相对应。

【原文】

帝曰：善。愿闻其时也。

岐伯曰：悉乎哉问也！

木不及，春有鸣条律畅之化①，则秋有雾露清凉之政；春有惨凄残贼之胜，则夏有炎暑燔烁之复。其眚东，其脏肝，其病内舍胠胁、外在关节。

火不及，夏有炳明光显之化，则冬有严肃霜寒之政；夏有惨凄凝冽之胜，则不时有埃昏大雨之复。其眚南，其脏心，其病内舍膺胁、外在经络。

土不及，四维有埃云润泽之化，则春有鸣条鼓拆之政；四维发振拉飘腾之变②，则秋有肃杀霖霪之复。其眚四维，其脏脾，其病内舍心腹，外在肌肉四支。

金不及，夏有光显郁蒸之令，则冬有严凝整肃之应；夏有炎烁燔燎之变，则秋有冰雹霜雪之复。其眚西，其脏肺，其病内舍膺胁肩背、外在皮毛。

水不及，四维有湍润埃云之化，则不时有和风生发之应；四维发埃昏骤注之变，则不时有飘荡振拉之复。其眚北，其脏肾，其病内舍腰脊骨髓、外在谿谷踹膝。

夫五运之政，犹权衡也，高者抑之，下者举之，化者应之，变者复之。此生长化收藏之理，气之常也；失常则天地四塞矣。故曰：天地之动静，神明为之纪；阴阳之往复，寒暑彰其兆。此之谓也。

【注释】

①鸣条律畅之化：惠风和畅，鸟语花香，草木萌发，一派生机勃勃的景象，形容春天正常的时令。此段文字描述春夏秋冬的句式皆是如此，只是表现的景象不同而已。

②振拉飘腾：摧折树木的风暴。

【译文】

黄帝道：讲得很好！我想听听五气与四时的关系是怎样的。

岐伯说：问得真细致啊！

木运不及的，如果春天有惠风和畅的气象，那么秋天就有雾露清凉的正常气候；如果春天反见惨凄寒冷残破伤害的气象，夏天就会有炎热燔烧的反常气候。它的灾害发生在东方，在人体对应在肝脏，其发病部位内在胠胁、外在关节。

火运不及的，如果夏天有光明普照的气象，那么冬天就有严肃霜寒的正常气候；如果夏天反见凄惨冷凝的气象，那么就会不时出现尘埃昏暗和大雨的反常气候。它的灾害发生在南方，在人体对应在心脏，其发病部位内在胸胁、外在经络。

土运不及的，如果四维之月有埃尘云雾润泽的气象，那么春天就有鸟语花香的正常气候；如果四维之月有暴风摇折草木的异常变化，那么秋天就会有肃杀昏暗阴雨不绝的反常气象。它的灾祸发生在四隅，在人体对应在脾脏，其发病部位内在心腹、外在肌肉四肢。

金运不及的，如果夏天有天和日朗、风调雨顺的气象，那么冬天就会有寒冷冰冻、风霜严凝的正常气候与之相应；如果夏天出现炎热灼烧、如火如燎的反常变化，那么秋天就会有冰雹霜雪的反常气候。它的灾害发生在西方，在人体对应在肺脏，其发病部位内在胸胁肩背、外在皮毛。

水运不及的，如果四维之月有湿润阴云的正常气候，那么就会不时有和风生发的现象发生；如果四维之月有尘埃昏暗、暴雨如注的变化，那么就会不时有暴风骤雨、摇折草木的反常情况。它的灾害发生在北方，在人体对应在肾脏，其发病部位内在腰脊骨髓、外在豀谷踹膝。

五运的作用如同权衡一样，高了的就加以压制，低了的就加以托举，正常生化就与之相应，异常的生化就令之复原。这是万物生长化成收藏的自然道理，是四时之气的正常反应；如果失常了，天地四时之气就会闭塞不通了。所以说，天地的动静，有神明为之规范；阴阳的往来，有寒来暑往来显示它的征兆。说的就是这个意思。

【原文】

帝曰：其灾应何如？

岐伯曰：亦各从其化也。故时至有盛衰，凌犯有逆顺，留守有多少，形见有善恶，宿属有胜负，征应有吉凶矣。

帝曰：其善恶何谓也？

岐伯曰：有喜有怒，有忧有丧，有泽有燥，此象之常也，必谨察之。

帝曰：六者高下异乎？

岐伯曰：象见高下，其应一也，故人亦应之。

帝曰：善。其德化政令之动静损益皆何如？

岐伯曰：夫德化政令灾变，不能相加也。胜复盛衰，不能相多也。往来小大，不能相过也。用之升降，不能相无也。各从其动而复之耳。

帝曰：其病生何如？

岐伯曰：德化者气之祥，政令者气之章，变易者复之纪，灾眚者伤之始。气相胜者和，不相胜者病，重感于邪则甚也。

帝曰：善。所谓精光之论，大圣之业，宣明大道，通于无穷，究于无极也。余闻之，善言天者，必应于人；善言古者，必验于今；善言气者，必彰于物；善言应者，同天地之化；善言化言变者，通神明之理。非夫子孰能言至道欤！

乃择良兆而藏之灵室，每旦读之，命曰《气交变》，非斋戒不敢发，慎传也。

【译文】

黄帝道：五星在灾害方面的征验怎么样？

岐伯说：也是各从其变化而有所不同。所以岁时的更至有盛有衰，运星的侵犯有逆有顺，星的留守有长有短，星的形象有善有恶，星宿所属有胜有负，征验有吉有凶。

黄帝道：说星象有善恶，是什么意思？

岐伯说：有喜乐、有愤怒，有忧愁、有丧痛，有润泽、有干燥。这是星象善恶变化的时常表现，必须审慎观察。

黄帝道：这六种表现的高低有什么不同吗？

岐伯说：表现可看出高低的不同，但它们的应验却是相同的，所以对人的应验也是相同的。

黄帝说：讲得好！它们的德化、政令、动静、损益的情况是怎样的？

岐伯说：德化、政令、灾变都有一定的规律，是不能任意互相增加的。胜复、盛衰，是不能相互增多的。胜复往来的小大之数，是不能彼此相越的。阴阳升降，不是能够没有对方的。这些都是随着各自的运动而与之相往复的。

黄帝道：它对疾病的发生有什么影响？

岐伯说：德化是岁气的和祥，政令是岁气的表现，变易是反复的纲纪，灾害是受伤的起始。人气和岁气相应的就平和，人气和岁气不相应的就生病，如果重感邪气，病就加重了。

黄帝道：好啊！这就是所谓精深高明的议论，伟大的事业，明白的道理，而达到无穷的境界，这是探究不尽的。我听说，善谈天道的，必能应验于人；善讲古代的，必能应验于今；善讲气的，必能表现在物上；善讲感应的，就能和天地的造化统一起来；善于讲化育和变动的，就会通达自然神妙的道理。除了先生你，谁还能讲说这种至道宏论呢？

于是黄帝选择了一个良辰吉日，把它藏在灵室里，每天清晨读它，命名为《气交变》，每次阅读时不沐浴斋戒以示诚心诚意不敢打开，非常谨慎地传于后世。

五常政大论篇第七十

【提要】

本篇节选论述了五运之气与天地万物生长所需要保持的"平气"之间的关系,指出五运之气的偏失必然导致"平气"的失衡;人体因为阴阳失衡而得病,或虚或实,因而,必须根据天时地利人体的各种因素加以分析,综合评判,然后下药施治。

【原文】

黄帝问曰:太虚寥廓,五运回薄①,衰盛不同,损益相从②。愿闻平气③,何如而名,何如而纪也④?

岐伯对曰:昭乎哉问也!木曰敷和,火曰升明,土曰备化,金曰审平,水曰静顺。

帝曰:其不及奈何?

岐伯曰:木曰委和,火曰伏明,土曰卑监,金曰从革,水曰涸流。

帝曰:太过何谓?

岐伯曰:木曰发生,火曰赫曦,土曰敦阜,金曰坚成,水曰流衍。

【注释】

①回薄:循环往复不断。
②衰盛不同,损益相从:衰盛与损益相互依存,衰则损,盛则益。
③平气:平和之气,正常之气。
④纪:标记。

【译文】

黄帝道:宇宙广阔无边,五运循环不息。五运的衰败和盛荣不同,自然的伤损和增益也就随之发生。我想听听五运中的平气,是怎样命名的?怎样标志的?

岐伯答道：你问得很高明啊！五运的平气，木称为"敷和"，是散布温和之气；火称为"升明"，是上升光明之气；土称为"备化"，是有着生化万物之气；金称为"审平"，是宁静平和之气；水称为"静顺"，是寂静和顺之气。

黄帝道：五运不及是怎样的？

岐伯说：五运不及，木称为"委和"，是萎靡晦涩之气；火称为"伏明"，是缺少光明之气；土称为"卑监"，是卑下无力之气；金称为"从革"，是疲软无坚之气；水称为"涸流"，是干涸无水之气。

黄帝道：五运太过是怎样的？

岐伯说：五运太过，木称为"发生"，是提早发育之气；火称为"赫曦"，是烈焰不安之气；土称为"敦阜"，是过高过厚坚实之气；金称为"坚成"，是过于强硬刚直之气；水称为"流行"，是溢满外流之气。

【原文】

帝曰：天不足西北，左寒而右凉；地不满东南，右热而左温，其故何也？

岐伯曰：阴阳之气，高下之理，太少之异也①。东南方，阳也，阳者，其精降于下，故右热而左温。西北方，阴也。阴者，其精奉于上，故左寒而右凉。是以地有高下，气有温凉。高者气寒，下者气热，故适寒凉者胀②，之温热者疮③；下之则胀已，汗之则疮已。此腠理开闭之常，太少之异耳。

帝曰：其于寿夭何如？

岐伯曰：阴精所奉其人寿，阳精所降其人夭。

帝曰：善。其病也，治之奈何？

岐伯曰：西北之气，散而寒之；东南之气，收而温之。所谓同病异治也。故曰：气寒气凉，治以寒凉，行水渍之④；气温气热，治以温热，强其内守。必同其气，可使平也，假者反之。

【注释】

①太少：大小。

②适寒凉者胀：到寒凉的地方去就得胀病。

③之温热者疮：到温热的地方去就生疮病。

④行水渍之：流水浸渍。

【译文】

黄帝问：西北的天气不足，北方寒而西方凉；东南的地气不满，南方热而东方温。这是什么缘故？

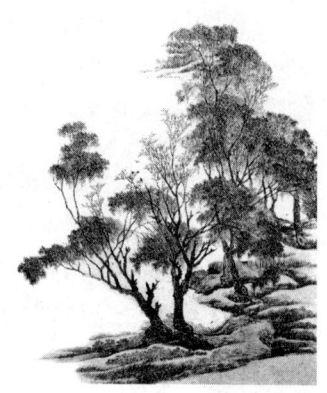

岐伯说：这是因为天气有阴阳之别，地势有高低之分，都有大小的差异。东南方属阳，阳气之精自上而下降，所以处于右边的南方热而左边的东方温；西北方属阴，阴气之精自下而往上举，所以处于左边的北方寒而右边的西方凉。因此，地势有高有低，气候有温有凉，地势高的气候寒凉，地势低的气候温热。所以到寒凉的地方去多得胀病，到东南温热的地方去多得疮病。胀病用下泄法通利则胀可消，疮病用发汗药则疮病自可治愈。这是人体腠理开闭的一般情况，无非是大小的区别罢了。

黄帝道：这对于人的寿夭影响，怎么样？

岐伯说：阴精所奉的地方，其人长寿；阳精下降的地方，其人多夭折。

黄帝说：好。这样的病，应怎样治理？

岐伯说：受西北的天气所伤，应散其外寒而凉其内热；受东南方天气所伤，应收敛其外泄的阳气而温其内寒。这就是所谓"同病异治"，即同样的病症而治法不同。所以说：气候寒凉的地方，病多因内热引起，可用寒凉药治之，并用汤液浸渍；气候温湿的地方，病多因内寒引起，可治以温热的方法，以增强固守内部的阳气。但诊治之法必须与该地的气候相一致，才能使之平和，但假热假寒之症，必须认真辨别，用相反的方法治疗。

【原文】

帝曰：善。一州之气，生化寿夭不同，其故何也？

岐伯曰：高下之理，地势使然也。崇高则阴气治之，洿下则阳气治之①。阳胜者先天②，阴胜者后天。此地理之常，生化之道也。

帝曰：其有寿夭乎？

岐伯曰：高者其气寿，下者其气夭。地之小大异也，小者小异，大者大异。故治病者，必明天道地理，阴阳更胜，气之先后，人之寿夭，生化之期，乃可以知人之形气矣。

帝曰：善。其岁有不病，而脏气不应不用者，何也？

岐伯曰：天气制之，气有所从也。

【注释】

①洿（wū）下：地势低洼。
②先天：先于天时。

【译文】

黄帝道：好。但是同处一州之中，而生化寿夭的命运却有不同，这是为什么呢？

岐伯道：这是因为高下不同所导致的，是地势所造成的。地势高的地方，属于阴气所治；地势低的地方，属于阳气所治。阳气盛的地方，四时的气候就早于时令而来；阴气盛的地方，四时气候就晚于时令而到。这是地理不同所经常出现的现象，也是万物生养变化的普遍规律。

黄帝道：它对寿夭有没有影响呢？

岐伯说：地势高的地方，故其多人寿；地势低下的地方，其人多早夭。地势的高下相差程度不同，相差小的其寿夭差别也小，相差大的其寿夭差别也大。所以治病的人，必须懂得天道和地理以及阴阳相胜、气候的先后、人的寿夭和生化的时间，然后才能够了解人体外形内气的病变了。

黄帝道：对啊！一岁之中，有当病而不病，脏气应当相应而不相应，应当发生作用而不发生作用，这是为什么呢？

岐伯说：这是由于受天气的制约，人的脏气顺从天气的原因。

【原文】

帝曰：气始而生化，气散而有形，气布而蕃育，气终而象变，其政一也。然而五味所资，生化有薄厚，成熟有少多，终始不同,其故何也?

岐伯曰:地气制之也,非天不生,地不长也。

【译文】

黄帝道:气始成就能生养变化,气发散而形成物体,气分布而造成繁殖,气消亡的时候形象便发生变化,这种情况是普遍一致的。然而五味有所产生的资源,生化也有厚有薄,成熟有少有多,开始和结果不同,这是什么缘故呢?

岐伯说:这是由于受地气所控制,不是天气而不生,不是地气而不长。

【原文】

帝曰:病在中而不实不坚,且聚且散,奈何?

岐伯曰:悉乎哉问也!无积者求其脏①,虚则补之,药以祛之,食以随之,行水渍之,和其中外,可使毕已。

帝曰:有毒无毒,服有约乎?

岐伯曰:病有久新,方有大小,有毒无毒,固宜常制矣。大毒治病,十去其六;常毒治病,十去其七;小毒治病,十去其八;无毒治病,十去其九;谷肉果菜,食养尽之。无使过之,伤其正也。不尽,行复如法,必先岁气②,无伐天和。无盛盛,无虚虚,而遗人夭殃③;无致邪,无失正,绝人长病。

帝曰:其久病者,有气从不康④,病去而瘠,奈何?

岐伯曰:昭乎哉圣人之问也!化不可代,时不可违。夫经络以通,血气以从,复其不足,与众齐同,养之和之,静以待时,谨守其气,无使倾移,其形乃彰,生气以长,命曰圣王。故《大要》曰:无代化⑤,无违时,必养必和,待其来复。此之谓也。

帝曰:善。

【注释】

①无积者求其脏：无积滞的就从五脏里寻求病因。
②岁气：岁时之气，指正常的时节。
③夭殃：夭折短命的灾祸。
④气从不康：气虽平但还没有康复的状态。
⑤无代化：不要代替天地的育化。

【译文】

黄帝道：若病在体内，不充满也不坚硬，有时聚有时散，怎么办呢？

岐伯说：您问得真详细啊！这种病如果不是积滞造成的，就应当从内脏里去探求病因，虚的就用补法，并用药驱其邪气，以饮食调养之，用汤水浸敷，以调和其内外，可使痊愈。

黄帝道：有毒的和无毒的，服用时有一定的要求吗？

岐伯说：病有旧病有新病，处方也有大有小，有毒无毒，当然有一定的要求和规定。用大毒之药治病，病去了十分之六；然后用一般的毒药治病，病去了十分之七；再换小毒的药物治病，病去了十分之八；继而用没有毒的药治理，病去了十分之九，就可以停止用药了；以后就用谷类、肉类、果类、蔬菜等饮食予以调养。不要过度用药，以免伤其正气。如果邪气未能除尽，再用药治理，仍然按上边的要求去做，但必须首先了解该年的岁气的情况，不可违反与天相和的要领。不要使旺盛的气血更旺，不要使气虚的气血更虚，而造成使人夭折短命的祸害。不要误补而使邪气更盛，不要误泄而使正气损伤，断送了人的性命！

黄帝说：有久病的人，气已调顺而身体还没有完全康复，病虽去身体还依然瘦弱，应当怎么办呢？

岐伯说：您问得真高明啊！天地间的生化，是人力所不可替代的，时运的规律，是不可以违反的。只有使经络畅通，使血气和顺，恢复其不足的正气，使之与平常人一样，进行补养调，安静地等待天时，谨慎地守护真气，不使有所损耗外泄，它的形体

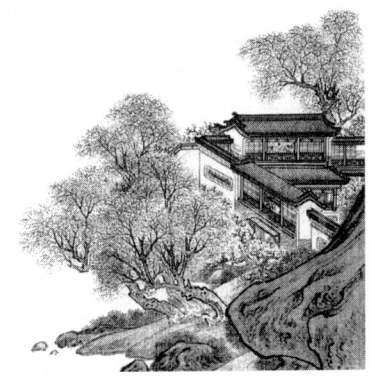

就会壮实，生机就会不停地滋养增强，这就被称之为圣王之道。所以《大要》上说：不要用人来代替天地的育化，不要违反四时的运行规律，必须善于静养，善于调和，以等待真气的恢复。说的就是这个意思。

黄帝道：讲得好。

著至教论篇第七十五

【提要】

著，是彰显，弘扬的意思；至教，圣人最高的教诲。本篇着重论述了中医学上最重要的学习方法和最高深的医学道理，所以篇名为"著至教论"。其核心思想是强调学习中医必须上通天文、下知地理、中晓人事，并特别指出"三阳并至"的症状及其危险性。

【原文】

黄帝坐明堂①，召雷公而问之曰：子知医之道乎？

雷公对曰：诵而颇能解②，解而未能别，别而未能明，明而未能彰。足以治群僚，不足至侯王。愿得树天之度③，四时阴阳合之，别星辰与日月光，以彰经术，后世益明，上通神农，著至教，疑于二皇④。

帝曰：善。无失之，此皆阴阳、表里、上下、雌雄相输应也，而道，上知天文，下知地理，中知人事，可以长久，以教众庶，亦不疑殆。医道论篇，可传后世，可以为宝。

雷公曰：请受道，讽诵用解⑤。

帝曰：子不闻《阴阳传》乎？

曰：不知。

曰：夫三阳天为业，上下无常，合而病至，偏害阴阳。

雷公曰：三阳莫当，请闻其解。

帝曰：三阳独至者，是三阳并至，并至如风雨，上为巅疾，下为漏病。外无期，内无正，不中经纪，诊无上下，以书别。

雷公曰：臣治疏愈，说意而已。

帝曰：三阳者，至阳也，积并则为惊，病起疾风，至如礔砺，九窍皆塞，阳气滂溢，干嗌喉塞。并于阴，则上下无常，薄为肠澼。此谓三阳直心，坐不得起，卧者便身全。三阳之病，且以知天下，何以别阴阳，应四时，合之五行。

雷公曰：阳言不别，阴言不理，请起受解，以为至道。

帝曰：子若受传，不知合至道以惑师教，语子至道之要。病伤五脏，筋骨以消。子言不明不别，是世主学尽矣。肾且绝，惋惋日暮⑥，从容不出⑦，人事不殷⑧。

【注释】

①明堂：古代天子宣明政教之大殿。

②颇：略微，稍微。

③树天：树立标杆以测定天日的变化轨迹。即日晷的前身。

④疑于二皇：疑，通"拟"，相似的意思。二皇，指上古二位帝王伏羲和女娲。

⑤讽诵用解：背诵理解。

⑥惋惋：心情不安，忧郁不快。

⑦从容：不慌不忙，神态自得的样子。此处指被动的安静状态。

⑧不殷：缺乏兴致，忧惧。

【译文】

黄帝坐在宽敞的殿堂里，召来雷公问道：您懂得医学的道理吗？

雷公回答说：我读了一些医书，但只是稍微理解一些；即使能理解了一点，但还不能辨别清楚；即使辨别一些，但还不明白其中的道理；即使明白一些道理，但还不能很好运用。我的医术用来治疗一般官员的疾病还行，但不能用它来治疗侯王的疾病。希望您教授我树木以测天的度数，与四时阴阳的变化结合，分辨星辰和日月之光，从而彰显医经的原理和技能，使得后世更加明白精确，可以上通炎帝神农氏，显示出高妙的教化，就可以同上古二皇伏羲和女娲的功德相比拟。

黄帝说：好啊！不要遗失了。这些都是阴阳、表里、上下、雌雄相互联系应合的大道。所谓大道，就是上知天文，下知地理，中知人事。只有这样，才能长久不衰，并用来教导众人，才不致产生疑惑。这些医道的论著，可将之传于后世，作为宝贵的财富。

雷公说：请传授给我吧，以便诵读理解。

黄帝说：您没有听说过《阴阳传》这部著作吗？

雷公回答说：不知道。

黄帝说：三阳在人体就像自然界的天的作用一样，护卫人身上下，如果上下经脉运行失常，那么邪气就会相合而伤害人体的阴阳之气。

雷公问道："三阳莫当"这句话，请让我听听怎样解释？

黄帝说：所谓三阳独至，就是指的三阳之气并至。三阳之气并至，其势就像风雨一样迅疾，向上侵袭形成头部疾病，向下侵袭造成大小便失禁。外无一定的表象可以预知，内无特定的征像可以分辨，其病变既不合乎发病的规律，诊断时也不能确定病位的上下，就用《阴阳传》的记录加以辨别。

雷公说：我在治疗这类疾病时得不到很好的疗效，只不过一知半解而已。

黄帝说：三阳之气，是阳气极盛的状态，积聚在一起就使人产生惊惧，病起时就像疾风一样迅速，病来时就像霹雳一样猛烈，九窍闭塞不通，阳气过盛如同水满而溢出，表现为咽干喉塞。如果内并于阴气，就会使上下失常，下迫肠道造成痢疾。这就是三阳之气直冲于心，病人坐下不能起来，卧下才感觉舒服一些。三阳之气所产生的疾病，用来了解天人相应的关系，以及怎样分别阴阳，并与四时相应，从而达到五行相合。

雷公说：对于这些理论，字面上的意思我不能辨别，其隐含的意思我也不能理解。请让我站起来聆听您的解释，以便领会至道。

黄帝说：你得到了老师的这些传授，但还不知道与至道结合，就会对老师的教授产生迷惑，现在我告诉你至道的要领。如果疾病伤害了五脏，筋骨就会日渐消损。按你所说的你既不明白也不能辨别，那么世上的医道就要失传了。肾气将绝时，病人心中郁郁不乐，傍晚时更加严重，喜欢独自静处而不想出门，对于与人交往缺乏兴致。

疏五过论篇第七十七

【提要】

疏，即解释，本篇主要解释诊治疾病时容易犯的五种过失，即不问出身、不问饮食起居、不与同类相比、不问贵贱富贵和苦乐、不做全面了解分析，并解析了之所以会是五过的原因。

【原文】

黄帝曰：呜呼远哉！闵闵乎若视深渊①，若迎浮云，视深渊尚可测，迎浮云莫知其际，圣人之术，为万民式，论裁志意，必有法则，循经守数②，按循医事，为万民副。故事有五过③，汝知之乎？

雷公避席再拜曰：臣年幼小，蒙愚以惑，不闻五过，比类形名，虚引其经，心无所对。

帝曰：凡未诊病者，必问尝贵后贱，虽不中邪，病从内生，名曰脱营；尝富后贫，名曰失精。五气留连④，病有所并。医工诊之，不在脏腑，不变躯形，诊之而疑，不知病名，身体日减，气虚无精，病深无气，洒洒然时惊⑤。病深者，以其外耗于卫，内夺于荣。良工所失，不知病情，此亦治之一过也。

凡欲诊病者，必问饮食居处。暴乐暴苦，始乐后苦，皆伤精气。精气竭绝，形体毁沮⑥。暴怒伤阴，暴喜伤阳。厥气上行，满脉去形⑦。愚医治之，不知补泻，不知病情，精华日脱，邪气乃并，此治之二过也。

善为脉者，必以比类、奇恒⑧，从容知之，为工而不知道，此诊之不足贵，此治之三过也。

【注释】

①闵闵乎：昏暗不明的样子。

②循经守数：依照经络运行的规律和法则。
③故事：以前发生的事，此处指前人总结的经验教训。
④五气留连：五运之气滞留不畅。
⑤洒洒然：瑟瑟发抖的样子，形容发冷。
⑥毁沮：毁坏，败坏。
⑦满脉去形：经脉张满，形容消瘦。
⑧比类、奇恒：同类相比，异常与正常。

【译文】

黄帝说：哎呀，深远啊！道幽深昏暗，好像探视深渊一样，又像是迎看浮云。但探看深渊，还可以测量；迎看浮云，却看不到边际。圣人的医术，是万民学习的范式，议论决定人的认识，必有一定的法则。遵循经络的运行和脉象规则，审查处理医事，作为万民的辅助。前人总结的医事五过，你知道吗？

雷公离开座席再拜回答说：我年轻无知，蒙昧愚笨，不曾听说过五过，虽然能从病的症状和名目上来作类比，空洞地引经据典，心里并没有什么能够应对。

黄帝说：凡是诊治疾病，必须询问病人的出身情况。如果是先贵后贱，即使没有感受外邪，也会病从内生，这种病叫"脱营"；如果是先富后贫而后得的病，就叫做"失精"。五脏之气流连不去、运行不畅，各种病就会积聚在一起。医生诊察这种病，开始时由于病不在脏腑，形体也没怎么改变，医生诊察虽有疑惑，却不知是什么病。日久以后身体逐渐消瘦，气血虚弱而无精打采，病势深重气息衰弱，瑟瑟发抖的样子时而惊恐。病势深重，是因为在外消耗了卫气，在内伤损了营血的原因。高明的医生之所以失误，是因为没有问明病人的情况，不知其致病的原因。这是诊治上的第一个过失。

凡是要诊治疾病时，必须要问明病人的饮食和居住环境。突然欢乐、突然忧苦，或者先乐后苦等情况，都能损伤精气，使精气耗损不继，形体消瘦毁坏。暴怒则伤阴气，暴喜则伤阳气，阴阳俱伤，则使人气厥逆行而上，从而使经脉张满、形体羸弱。愚笨的医生诊治这种疾病时，不知道恰当地运用补泻之法，又不了解病情，致使人体的精华日渐耗散，邪气得以积聚。这是诊治上的第二个过失。

善于诊脉的医生,必须将同类的疾病以及异常的症状和正常的症状比类辨别,从容分析,从而得知其病情。作为医生不懂得这个道理,他的医术就不值得珍贵。这是诊病上的第三个过失。

【原文】

诊有三常①,必问贵贱、封君败伤及欲侯王。故贵脱势,虽不中邪,精神内伤,身必败亡。始富后贫,虽不伤邪,皮焦筋屈,痿躄为挛②,医不能严,不能动神,外为柔弱,乱至失常,病不能移,则医事不行,此治之四过也。

凡诊者,必知终始,有知余绪③,切脉问名,当合男女,离绝菀结④,忧恐喜怒。五脏空虚,血气离守,工不能知,何术之语。尝富大伤,斩筋绝脉,身体复行,令泽不息⑤,故伤败结,留薄归阳⑥,脓积寒炅⑦。粗工治之,亟刺阴阳,身体解散,四肢转筋,死日有期。医不能明,不问所发,惟言死日,亦为粗工。此治之五过也。

凡此五者,皆受术不通,人事不明也。

【注释】

①三常:三种常见的情况,即贵贱、富贵、苦乐之状。
②痿躄(bì)为挛:筋骨萎缩疲软痉挛的病症。
③余绪:末端。
④离绝菀(yùn)结:生死离别,情志郁结。
⑤令泽不息:能够使津液不生。
⑥留薄归阳:滞留不散,化归阳分。
⑦寒炅(jiǒng):寒热。

【译文】

诊病时必须注意贵贱、富贵、苦乐三种情况,必须问其出身的贵贱,是否曾被削爵失势以及是否有做侯王的欲望。原来地位高贵,失势以后,虽然未中外邪,但内在精神已经受到伤害,身体必然败亡。先富后贫的人,即使未受邪气伤害,也会发生皮干筋缩,以致手足萎缩、疲弱痉挛。

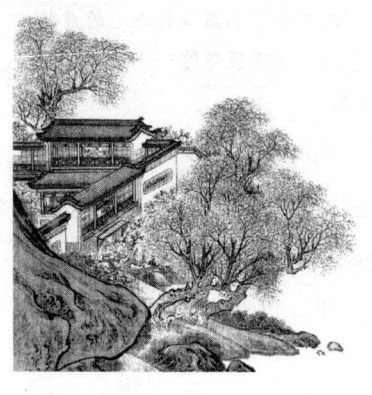

医生如果不能认真严肃对待,不能从思想转变他的观念,而是一味地柔弱顺从,不从思想根源上施治,乱用药物以致身心失常,病根不能除掉,那么医治也不会有效果。这是诊治上的第四个过失。

凡诊治疾病,必须始终了解疾病的发展变化,必须要知道病的后期状况。在诊脉询问症状时,应当结合男女的不同特点,以及生离死别所导致的情志郁结、忧恐喜怒等。这些都能使五脏空虚,血气分离难守,医生如果连这些道理都不知道,还有什么诊治技术可言。曾经富贵之人,遭到重大精神伤害,致使筋脉严重摧残,即使身体能够动作,津液已不再滋生了。如果旧伤复发、血败凝结,以致滞留不散,归于阳分,化而成脓,使人寒热交作。粗浅的医生治疗这种病,屡次刺其阴阳经脉,致使身体虚弱垮散,四肢转筋,距离死期就不远了。医生对此既不能明辨,又不问其发病原因,只说病势危重,死期不远,这也是粗浅的医生。这是诊治上的第五个过失。

上述的五种过失,都是由于医生的学艺不精,不明人情事理所造成的。

徵四失论篇第七十八

【提要】

徵,即惩处。徵四失,即惩罚四种过失。本篇探讨医生在施治过程中所犯的四种过失,并加以惩处。

【原文】

黄帝在明堂,雷公侍坐。

黄帝曰:夫子所通书受事,众多矣。试言得失之意,所以得之,所以失之。

雷公对曰：循经受业，皆言十全，其时有过失者，请闻其事解也。

帝曰：子年少，智未及邪？将言以杂合耶？夫经脉十二、络脉三百六十五，此皆人之所明知，工之所循用也。所以不十全者，精神不专，志意不理，外内相失，故时疑殆，诊不知阴阳逆从之理。此治之一失矣。

【译文】

黄帝坐在宽敞的殿堂里，雷公在一旁侍坐。

黄帝说：先生所通读的医书和所经历的事情很多了，你试着说说对于成功与失败的看法，以及之所以成功、之所以会败的原因。

雷公回答说：我按照医经学习医术，书上都说可以得到十全的效果，但在实际医疗中有时还是有过失的，这应该怎样解释呢？

黄帝说：你是因为年轻智力不足呢？还是将自己所学与各家学说杂合运用所导致的呢？经脉有十二，络脉有三百六十五，这是人们都知道的，也是医生所遵循应用的。治病之所以不能收到十全的疗效，是因为精神不能专一，思想上分析不够条理，对于外在的脉证与内在的病情相互关联不到位，所以时常发生疑惑和判断失误。诊病不明白阴阳逆从的道理，这是治病失败的第一个原因。

【原文】

受师不卒，妄作杂术，谬言为道，更名自功，妄用砭石，后遗身咎。此治之二失也。

不适贫富贵贱之居①、坐之薄厚②、形之寒温，不适饮食之宜，不别人之勇怯，不知比类，足以自乱，不足以自明。此治之三失也。

诊病不问其始，忧患饮食之失节，起居之过度，或伤于毒？不先言此，卒持寸口③，何病能中。妄言作名，为粗所穷。此治之四失也。

是以世人之语者，驰千里之外，不明尺寸之论④，诊无人事。治数之道，从容之葆，坐持寸口，诊不中五脉百病所起，始以自怨，遗师其咎。是故治不能循理，弃术于市，妄治时愈，愚心自得。呜呼！窈窈冥冥⑤，孰知其道？道之大者，拟于天地，配于四海，汝不知道之谕，受以明为晦。

【注释】

①适：到……去，此处可以引申为询问、调研。
②坐之薄厚：古人席地而坐，坐垫的薄厚也能显示出生活的状况。
③卒持寸口：仓促把脉，寸口，手腕的穴位。寸、关、尺是把脉的三个主要穴位。
④尺寸之论：把脉诊病的理论。
⑤窈窈冥冥：深远广阔、微妙高深的境地。

【译文】

　　从师学习没有毕业，胡乱采用非正规的手段给人治病，还错误地说这是正确的方法，而且创立新名词自以为功，乱施砭石治病，遗留后患，从而给自己造成过错。这是治病失败的第二个原因。

　　不问病人的贫富贵贱情况、坐榻的厚薄和形体的寒温状况，不问病人的饮食状况，不分别个性的勇敢与怯懦，不知使用比类异同的方法进行分析，这样足以扰乱自己的思想，不足以使自己明白。这是治病失败的第三个原因。

　　诊病时不问病人开始发病的情况，诸如是否曾有过忧患、精神是否受到刺激，是否饮食没有节制，生活起居是否违背常规，或者是中了毒？如果诊病时不先问清楚这些情况，便仓促去按住寸口把脉，什么病能够让你说中？也只能是胡说八道，乱说病名，这样的医生必然为这种粗疏的技艺所困而陷入窘境。这是治病失败的第四个原因。

　　因此世上的一些医生所说的话，如同驰骋于千里之外，却不明白尺关寸脉诊的道理，诊治疾病而不知参考人事。诊病技艺之道，能做到从容自信是最宝贵的，坐下手把寸口穴位，却诊不中五脏之脉以及各种疾病的起因，于是开始自怨自艾，继而归罪于老师的传授不精。所以治病如果不能遵循医理，不珍惜自己的医术，不分场合草率地给人施治，偶然也有治愈的，愚蠢地不知是侥幸而自鸣得意。唉！医道的深奥精妙，有谁能了解其中的道理？！医道之大，可以比拟于天地，能与四海相匹配，你不懂医道的要旨，即使传授你明白的道理，也会变成晦暗不明的。

方盛衰论篇第八十

【提要】

本篇节选论述了气之盛衰、气之逆顺的基本概念及其影响，并解析了五脏气虚所产生的梦境。

【原文】

雷公：请问气之多少，何者为逆，何者为从？

黄帝答曰：阳从左，阴从右；老从上，少从下。是以春夏归阳为生，归秋冬为死；反之则归秋冬为生。是以气多少，逆皆为厥。

问曰：有余者厥耶？

答曰：一上不下，寒厥到膝，少者秋冬死，老者秋冬生。气上不下，头痛巅疾，求阳不得，求阴不审，五部隔无征，若居旷野，若伏空室，绵绵乎属不满日。

是以少气之厥，令人妄梦，其极至迷。三阳绝，三阴微，是为少气。是以肺气虚，则使人梦见白物，见人斩血藉藉①；得其时，则梦见兵战。肾气虚，则使人梦见舟船溺人；得其时，则梦伏水中，若有畏恐。肝气虚，则梦见菌香生草；得其时，则梦伏树下不敢起。心气虚，则梦救火阳物；得其时，则梦燔灼。脾气虚，则梦饮食不足；得其时，则梦筑垣盖屋。

此皆五脏气虚，阳气有余，阴气不足，合之五诊②，调之阴阳，以在《经脉》。

【注释】

①藉藉：杂乱众多的意思。
②五诊：五脏之脉象。

【译文】

雷公：请问气的盛衰，什么是逆？什么是顺？

黄帝回答道：阳气从左而右，阴气从右而左。老年之气从上而下；少年之气从下而上。因此春夏之病见于阳症阳脉，则为顺为生，若见阴症阴脉，则为逆为死；反过来说，秋冬之病见于阴症阴脉，则为顺为生。所以不论气盛气衰，气逆都成为厥。

雷公又问：气有余的也能成厥吗？

黄帝答道：阳气一上而不下，则足部厥冷之气至膝，青少年在秋冬出现此病则难治，老年在秋冬出现此病却可治。阳气上而不下，则引起头痛巅顶的疾患，这种厥病，谓其属阳却不见阳证，谓其属阴却又不见阴证，五脏之气隔绝，没有显著征象，好像置身于旷野之中，又好像独自趴伏在一间空荡荡的屋子里，只有微乎其微的一点呼吸尚存，其生命已不满一天了。

所以，气虚的厥症，便使人做那荒诞的梦，厥逆越是盛极，梦境就越是离奇迷乱。三阳脉悬绝，三阴脉细微，就是少气。因此肺气虚则使人梦见白色的物事，或梦见人被杀流血，尸体乱堆乱放；当遇到时令当旺属金之时，则梦见交兵作战。肾气虚则使人梦见舟船淹死人，当遇到时令当旺属水之时，则梦见自己伏于水中，好像恐惧害怕的样子。肝气虚则使人梦见菌香草木；当遇到时令当旺属木之时，则梦见自己伏于树下不敢起来。心气虚则使人梦见救火和雷电；当遇到时令当旺属火之时，则梦见大火焚烧。脾气虚则使人梦见饮食不足；当遇到时令当旺属土之时，则梦砌墙盖屋。

这些都是五脏气虚、阳气有余、阴气不足所导致的现象。应当参合五脏的脉象予以确认，然后再调其阴阳，其内容已在《经脉》篇中论述过了。

解精微论篇第八十一

【提要】

本篇是以雷公提问的方式，总结了《黄帝内经》所涉及的主要内容，最后以鼻涕眼泪的不同现象解析了人的情感与生理结构之间产生的连带反映也能够对人产生很大的影响。

【原文】

黄帝在明堂，雷公请曰：臣授业传之，行教以经论、从容形法、阴阳刺灸、汤药所滋，行治有贤不肖，未必能十全。若先言悲哀喜怒、燥湿寒暑、阴阳妇女，请问其所以然者，卑贱富贵，人之形体所从，群下通使①，临事以适道术②，谨闻命矣。请问有毚愚仆漏之问③，不在经者，欲闻其状。

帝曰：大矣。

【注释】

①群下通使：众多弟子，使之读懂弄通。
②道术：医治之道。
③毚（chán）愚仆漏之问：浅薄愚昧简单的问题。

【译文】

黄帝在明堂里，雷公恭敬地问说：我领会了您传给我的医道，再传授给我的学生，教的内容是经典理论、从容形法、阴阳刺灸和汤药所滋等。然而他们在具体运用上，因为智力有贤愚之别，所以未必能够做到十全的效果。就像我先告诉他们病人的悲哀喜怒、环境的燥湿寒暑以及阴阳妇女等方面的问题，再问他们所以然的道理，并向他们讲述贫贱富贵与病症的关系，讲述了人之身体的适应程度和承受能力等，要求那些弟子们通晓这些理论，在实践中必须与医治之道相适合，这些我已经领受您的讲授了。现在请教您，有一些很浅薄愚陋的问题，不在经典中记载，想听您解释一下。

黄帝道：你的研究真大啊！

【原文】

公：请问哭泣而泪不出者，若出而少涕①，其故何也？

帝曰：在经有也。

复问：不知水所从生，涕所从出也？

帝曰：若问此者②，无益于治也，工之所知，道之所生也。夫心者，五脏之专精也；目者，其窍也；华色者，其荣也。是以人有德也，则气和于目；有亡，忧知于色。是以悲哀则泣下，泣下水所由生。水宗者③，积水也；积水者，至阴也；至阴者，肾之精也。宗精之水所以不出者④，是精持之也，辅之裹之，故水不行也。

夫水之精为志，火之精为神，水火相感，神志俱悲，是以目之水生也。故谚言曰：心悲名曰志悲。志与心精，共凑于目也。是以俱悲则神气传于心精，上不传于志，而志独悲，故泣出也。泣涕者，脑也；脑者，阴也；髓者，骨之充也，故脑渗为涕。志者，骨之主也，是以水流而涕从之者，其行类也。夫涕之与泣者，譬如人之兄弟，急则俱死，生则俱生，其志以早悲，是以涕泣俱出而横行也。夫人涕泣俱出而相从者，所属之类也。

雷公曰：大矣。请问人哭泣而泪不出者，若出而少，涕不从之何也？

帝曰：夫泣不出者，哭不悲也。不泣者，神不慈也⑤。神不慈，则志不悲，阴阳相持，泣安能独来。夫志悲者惋，惋则冲阴，冲阴则志去目，志去则神不守精，精神去目，涕泣出也。且子独不诵不念夫经言乎？厥则目无所见。夫人厥则阳气并于上，阴气并于下，阳并于上则火独光也；阴并于下则足寒，足寒则胀也。夫一水不胜五火⑥，故目眦盲。是以冲风⑦，泣下而不止。夫风之中目也，阳气内守于精。是火气燔目，故见风则泣下也。有以比之，夫火疾风生，乃能雨。此之类也。

【注释】

①若：或者。

②若：你。
③水宗：水的源泉。
④宗精：肾精。
⑤神不慈：心神缺乏慈悲之情。
⑥一水不胜五火：一水指的是目精，五火指的是五脏之亢阳之气。
⑦冲风：对着风。

【译文】

雷公：请问有哭泣而眼泪鼻涕皆出的，或者有泪出而少有鼻涕的，其中的原因是什么？

黄帝说：这个在医经中有记载。

雷公又问：不知道眼泪是怎样产生的，鼻涕又是从哪里来的？

黄帝道：你问这些问题，对治疗上没有多大帮助，但也是医生应该知道的，也是医道得以产生的基本知识。心是五脏的统帅，眼睛是心的外窍，光华色泽是心的外在表现。所以人如果有了得意的事，那么和悦之神气就表现在眼睛里；假如有所失意，则忧愁之色就表现出来。因此人有了悲哀就会哭泣，哭泣流出的是由泪水所产生的。泪水的来源是体内积聚的水液；积聚的水液，是至阴之物；至阴之物，正是肾藏之精。肾精的水液之所以平时不出，是因为它受到肾精的制约和持守。肾精能够辅助并裹藏水，所以泪水不至于外流。

水之精为志气，火之精为神气，水火相互交感，神志都感到悲伤，泪水就出来了。所以谚语说：心悲叫做志悲。肾志与心精，同时凑集于眼睛，所以心肾俱悲。但神气传于心精，却不传于肾志，于是肾志独悲失控，泪水就出来了。哭泣而流的鼻涕，其根源在脑；脑属阴，髓是灌充在骨孔里并藏之于脑中，而鼻窍与脑相连通，所以脑髓渗漏便成为鼻涕。肾志是骨之主，所以泪水流出鼻涕也随之而出，是因为鼻涕眼泪是同类的关系。鼻涕与眼泪，譬如兄弟，危难时则同死，安乐时则共存，如果肾志先悲伤，鼻涕则随泪出以致涕泪横流。涕泪之所以一起流出而相伴随，是因为涕泪同属水类的缘故。

雷公说：你讲的道理真大！请问有人哭泣而眼泪不流出，或者虽出而少，而且鼻涕不随着流出，为什么？

黄帝道：哭泣但没有眼泪，是因为他哭得并不悲伤。不出眼泪，是因为他的心神缺少慈悲不被感动；心神不慈悲，其肾志便不悲伤，心神与肾志的阴阳之气相持而不能相互交感，眼泪怎么能出来呢。志悲的表象，就是内心凄惨；凄惨就会冲动上脑，冲动上脑则肾志离开眼睛；肾志离开眼睛，则神不能守精；精和神都离开了眼睛，眼泪和鼻涕就出来了。况且你难道没有念诵过医经上所说的话吗？厥则目无所见。当人在气厥的时候，阳气一并集聚于上部，阴气一并走向下部，阳气集于上部，则上部亢热；阴气并与下部，则足冷，足冷则发胀。因为一水不胜五火，所以眼睛就看不见了。所以眼睛一旦迎风就会流泪不止。风邪中于眼睛，是由于阳气内守于精，是火气炙烤所导致的，所以一遇到风吹就会流泪了。用个比喻来说：火急了风生，风生就会有雨。也是这类情况。

下卷　灵枢篇

九针十二原第一　法天

【提要】

本篇节选详细介绍黄帝发明九种针具的意图、针刺的基本道理，着重介绍针刺的技法原则在于"虚则实之，满则泄之，宛陈则除之，邪胜则虚之"，流传至今。

【原文】

黄帝问于岐伯曰：余子万民，养百姓而收其租税；余哀其不给而属有疾病。余欲勿使被毒药①，无用砭石②，欲以微针通其经脉，调其血气，营其逆顺出入之会，令可传于后世，必明为之法，令终而不灭，久而不绝，易用难忘，为之经纪，异其章，别其表里，为之终始。令各有形，先立《针经》。愿闻其情。

岐伯答曰：臣请推而次之，令有纲纪，始于一，终于九焉。请言其道：小针之要，易陈而难入。粗守形，上守神③。神乎神，客在门④。未睹其疾，恶知其原？刺之微，在速迟。粗守关，上守机⑤。机之动，不离其空；空中之机，清静而微，其来不可逢，其往不可追。知机之道者，不可挂以发。不知机道⑥，扣之不发。知其往来，要与之期。粗之暗乎，妙哉，工独有之。往者为逆，来者为顺，明知逆顺，正行无问。迎而夺之，恶得无虚？追而济之，恶得无实？迎之随之，以意和之，针道毕矣。

【注释】

①毒药：古人所谓是药三分毒，即将药物统称为毒药。

②砭石：古代中医用来治病的针状或片状的石头，烧热用来刺穴位或烤病灶。

③粗守形，上守神：粗浅的医生拘泥于形式，高明的医生坚守着本质。

④神乎神，客在门：气血的运行神妙，既是经脉的穴道，也是邪气客居的入口。

⑤粗守关，上守机：粗浅的医生拘泥于四肢的关节，高明的医生坚守着关键的时机。

⑥机道：经气循行的路线。

【译文】

黄帝问岐伯说：我以万民为子，护养百姓，但也收取他们的租税；我哀怜他们生活难以自给，还常常会有疾病。我想使他们不服食药物、不采

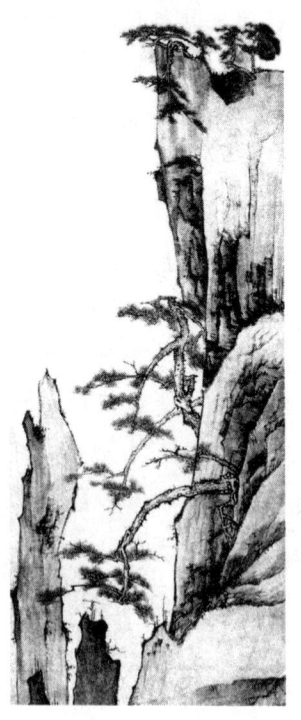

用砭石的方法，想要用细小的针疏通其经脉，调理其气血，增强其逆顺出入的往来与汇合，并使之代代相传，必须明确为之确立法度，使之永远不会消失，永远流传不断，而且易用难忘，为此建立明确的准则，用不同的章，来区别内外不同的内容，以明确气血终而复始地循环于人身的规律。为了把各种针具的形状及用途说明，首先要制定《针经》。我想听您说说这个情况。

岐伯答道：请让我按次序使之条理清楚，从小针开始直到九针而止，说说其中的规则。小针的关键是简单的容易掌握，但难以达到精妙的地步。粗浅的医生拘泥于手法，高明的医生却能掌握神机。神奇啊！气血循行的经脉门户，也是病邪客居的要冲。没有认清疾病，怎么能了解疾病产生的原因呢？针刺的奥妙，在于快慢。粗浅的医生死守四肢关节的穴位，高明的医生坚守着气

血运行的关键时机。经气的循行，不离孔穴；孔穴蕴涵的玄机，是极微妙的，当气来的时候不可逢迎而补之，当邪气衰减时不可追而泻之。掌握气机变化的规律而施治的，要顺其来势而刺轻松自然地针刺，不可像紧扣着弓弦那样准备发射；不掌握气机变化的规律的，不敢贸然下手，就如扣弦上的箭，不能轻易地射出一样。所以必须掌握经气的往来之机，关键是要把握住针刺的正确时间。庸医愚昧，如此神奇奥妙的道理，只有名医才能体察。正气去者叫做逆，正气来复叫做顺，明白逆顺之理，就可以放心直刺，不必犹豫再问了。脉气逆行而反用泻法，怎么会不更虚呢？邪气正盛而反用补法，怎么会不更实呢？迎其邪气而泻，随其邪去而补，用心体察其中的奥妙，针刺之道也就基本掌握了。

【原文】

凡用针者，虚则实之，满则泄之，宛陈则除之①，邪胜则虚之。《大要》曰：徐而疾则实，疾而徐则虚。言实与虚，若有若无。察后与先，若存若亡。为虚与实，若得若失。

虚实之要，九针最妙，补泻之时，以针为之。泻曰：必持内之②，放而出之，排阳得针，邪气得泄。按而引针，是谓内温③，血不得散，气不得出也。补曰：随之，意若妄之④。若行若按，如蚊虻止，如留如还，去如弦绝，令左属右，其气故止，外门以闭，中气乃实，必无留血，急取诛之。

持针之道，坚者为宝。正指直刺，无针左右。神在秋毫，属意病者。审视血脉，刺之无殆。方刺之时，必在悬阳，及与两卫，神属勿去，知病存亡。血脉者，在腧横居，视之独澄⑤，切之独坚。

【注释】

①宛（yù）陈：宛，通"郁"，郁积。
②内之：即纳之，刺针入内。
③内温：指气血蕴蓄于内，此处当理解为邪气留于体内。
④意若妄之：神情看起来漫不经心的样子。

⑤澄：清楚，明白。

【译文】

凡是针刺时，气虚则用补法，气盛则用泻法，气血郁结的予以破除，邪气胜的则用攻邪法。《大要》说：进针慢而出针快并急按针孔的为补法，进针快而出针慢不按针孔的为泻法。这里所说的实和虚，处于似有似无的状态。查探气来的缓慢与急速，以决定使用留针还是去针。无论是用补虚法还是泻实法，总要使患者感到若有所得或者若有所失。

虚实补泻的要点，以九针之法最为奇妙。或补或泻都可用针刺实现。泻法说：必须持针刺入，得气后，摇大针孔，转而出针，排出表阳，使邪气随之泄去。如果是按闭针孔而出针，就称之为内温，必然会使血气不得疏散，邪气也出不来！补法说：顺着经脉的运行方向施针，好像漫不经心的样子，针刺的同时用手而按，其行针导气的感觉，就像蚊虫叮在皮肤上，像是要停着又像是要走，离去就像琴弦戛然断绝一样。右手出针，左手急按针孔，经气会因此而留止，如同将外门关闭一样，中气自然留住而充实，必定不会有血流出，如果有就应及时除去。

持针的方法，紧握而有力最为宝贵。找准穴位端正直刺，不可偏离左右，注意力要集中在针端，留意观察病人的情况，仔细探查其血脉，进针时避开它，就不会发生危险了。将要针刺的时候，必要以病人的阳气状态为基础，观察病人的肌表和肺腑之卫气，全神贯注，不敢稍有疏忽，以体察病情的轻重情况以及能否治好。血脉是在腧穴周围横布，只有它看起来很清楚，切脉时感到坚实。

【原文】

夫气之在脉也，邪气在上①，浊气在中②，清气在下③。故针陷脉则邪气出，针中脉则浊气出，针太深则邪气反沉、病益。故曰：皮肉筋脉，各有所处。病各有所宜，各不同形，各以任其所宜，无实无虚。损不足而益有余，是谓甚病，病益甚。取五脉者死，取三脉者恇④；夺阴者死⑤，夺阳者狂。针害毕矣。

刺之而气不至，无问其数。刺之而气至，乃去之，勿复针。针各有所宜，各不同形，各任其所。刺之要，气至而有效，效之信，若风之吹云，明乎若见苍天。刺之道毕矣。

【注释】

①邪气：风热之邪气。
②浊气：积食引起的不洁之气。
③清气：清冷寒湿之气。
④怵：恐惧，胆怯。
⑤夺阴：夺取阴气，使阴气丧失。

【译文】

大凡邪气侵入人体的经脉，风热之气常在上部，浊恶之气常在中部，清寒之气常停在下部。所以针刺筋骨陷凹处的腧穴，风热之气就得以排出；针刺中部阳明经之合穴，就会使浊气得以排出。但如果针刺太深，反而会使邪气更加深入，病情就会加重。所以说：皮肉筋脉，各有其所在的部位，病也各有其适宜的孔穴，其表现的症状也不同，各有与其相对应的施治方法。不要实症用补法，也不要虚症用泻法，损不足而增加有余，就是所谓甚病，即病情会加重。误泄五脏腧穴的可致人而死，误泄三阳经腧穴的可致人精神产生恐惧；误夺了阴经之气会导致人死亡，误夺了阳经之气会使人发狂。这就是用针不当的害处。

如果刺后未能得其气，不要问刺了多少次，都必须等待经气的到来；如已刺了而得了气就可去针，不必再刺。九针各有不同的功用，针形也不一样，必须根据病情的不同加以选用。针刺的要点，必须得气才能有效，疗效显著的，就如同风吹云散，天空明朗见到青天那样。这些就是针刺的道理。

【原文】

今夫五脏之有疾也，譬犹刺也，犹污也，犹结也，犹闭也。刺虽久犹可拔也，污虽久犹可雪也，结虽久犹可解也，闭虽久犹可决也。或言久疾之不可取者，非其说也。夫善用针者，取其疾也，犹拔刺也，犹雪污也，犹解结也，犹决闭也。疾虽久，犹可毕也；言不可治者，未得其术也。

刺诸热者，如以手探汤①；刺寒清者，如人不欲行。阴有阳疾者，取之下陵三里②，正往无殆③，气下乃止，不下复始也。疾高而内者④，取之阴之陵泉；疾高而外者，取之阳之陵泉也。

【注释】

①以手探汤：用手试探沸汤，一触即还，意思是手法轻盈而且迅捷。

②下陵三里：即足三里穴。

③正往无殆：照直前行不要担心。

④疾高而内：病在高位属于内脏。

【译文】

现在说五脏有了病，就好比身上扎了刺、物体被污染、绳索打了结、江河淤塞了一样。扎刺的时间虽然长还是可以拔除的；污染的时间虽久，还是可以洗净的；绳结虽然长久，还是可以解开的；江河淤塞虽然久了，还是可以疏通的。有人说病久了就不能治愈了，这是不正确的。那些善于用针的人治疗疾病，就像拔刺、洗污点、解绳结、疏通淤塞一样。病的日子虽然长一些，但还是可以治愈的；凡是说病久了不可治的，那是因为他没有掌握针刺的技术。

针刺治疗各种热病，就像用手试探沸汤一样，一触即还，轻盈迅捷；针刺治疗阴寒之病，就像客人离开时又恋恋不舍的样子，刺而缓出。阴分出现阳邪的热病，应取足三里穴，准确刺入而不要担心，直至气邪退了才出针，如果邪气不退，应当再刺。疾病在上部属于内脏的，当取阴陵泉施治；疾病在上部属于外腑的，就取阳陵泉施治。

小针解第三　法人

【提要】

本篇是将《九针十二原》中有关运用小针问题的内容、时机、气机、手法、部位、要点和不良后果的处置办法，做了明确的解释和补充说明，所以篇名为"小针解"。

【原文】

所谓易陈者,易言也;难入者,难著于人也;粗守形者,守刺法也;上守神者,守人之血气,有余不足,可补泻也。神客者,正邪共会也,神者,正气也,客者,邪气也;在门者,邪循正气之所出入也;未睹其疾者,先知邪正,何经之疾也;恶知其原者,先知何经之病,所取之处也。

【译文】

所谓"易陈"的意思,是指说起来很容易;"难入"的意思,是说它精微而不容易使人明白;"粗守形"的意思,是指机械地拘守刺法;"上守神"的意思,是指能够辨别病人的血气,根据有余或不足的情况而分别施用补法和泻法。"神客"的意思,是指正气与邪气相互抗争交汇,"神"指正气而言,"客"指邪气而言;"在门"的意思,是说邪气顺着正气所出入的门户侵入人体;"未睹其疾"的意思,是说先要诊明疾病的正邪所在,以及到底是什么经的疾病;"恶知其原"的意思,是说先要弄明确是哪个经有了病,再决定应该针对的穴位予以治疗。

【原文】

刺之微在数迟者,徐疾之意也;粗守关者,守四肢而不知血气正邪之往来也;上守机者,知守气也。机之动不离其空中者,知气之虚实,用针之徐疾也;空中之机清静以微者,针以得气,密意守气勿失也;其来不可逢者,气盛不可补也;其往不可追者,气虚不可泻也;不可挂以发者,言气易失也;扣之不发者,言不知补泻之意也,血气已尽而气不下也。

【译文】

"刺之微在数迟"的意思,是说针刺法的微妙之处在于针刺手法的快慢技巧;"粗守关"的意思,是指技术粗劣的医生只拘泥于关节附近的穴位来进行治疗,而不懂得辨别血气的往来和邪正的盛衰进退的关系;"上守机"的意思,是说高明的医生,懂得把握经气虚实的变化。"机之动不离其空中"的意思，是指要懂得气机的虚实变化情况，从而正确地运用慢或快的针刺手法；"空中之机清静以微"的意思，是说当针下已有得气的感觉时，要仔细地体察并守护气的往来而不要错过运针的时机；"其来不可逢"的意思，是指气正盛的时候，切不可迎其来势采用补的手法；其"往不可追"的意思，是指气正虚的时候，则不能妄用泻法；"不可挂以发"的意思，是说得气的感觉很容易消失；"扣之不发"的意思，是说不懂得补泻的时机，往往会错失良机，病人的血气已经耗尽而邪气还未祛除。

【原文】

知其往来者，知气之逆顺盛虚也；要与之期者，知气之可取之时也；粗之暗者，冥冥不知气之微密也；妙哉工独有之者，尽知针意也。往者为逆者，言气之虚而小，小者逆也；来者为顺者，言形气之平，平者顺也；明知逆顺正行无问者，言知所取之处也；迎而夺之者，泻也；追而济之者，补也。

【译文】

"知其往来"的意思，是说能够了解气的往来运行与逆顺盛虚的变化情况；"要与之期"的意思，是指了解气机变化与针刺的适当时机；"粗之暗"的意思，就是指粗劣的医生昏庸无知，不懂得气机变化的微妙作用和奥秘所在；"妙哉工独有之"的意思，是指高明的医生与众不同，能够完全知晓运用针法的奥妙所在。"往者为逆"的意思，是说邪气气虚而小，小的就是逆；"来者为顺"的意思，是说正气气形平和，平和就是顺。"明知逆顺正行无问"的意思，是说医生懂得选取适当的穴位；"迎而夺之"的意思，是说泻法；"追而济之"的意思，是说补法。

【原文】

所谓虚则实之者，气口虚而当补之也；满则泄之者，气口盛而当泻之也；宛陈则除之者，去血脉也；邪胜则虚之者，言诸经有盛者，皆泻其邪也；徐而疾则实者，言徐内而疾出也；疾而徐则虚者，言疾内而徐出也。言实与虚若有若无者，言实者有气虚者无气也；察后与先若亡若存者，言气之虚实补泻之先后也，察其气之已下与常存也；为虚与实若得若失者，言补者似然若有得也①，泻则恇然若有失也②。

【注释】

①佖（bì）然：布满的样子。
②恇（kuāng）然：害怕、怯懦的样子。

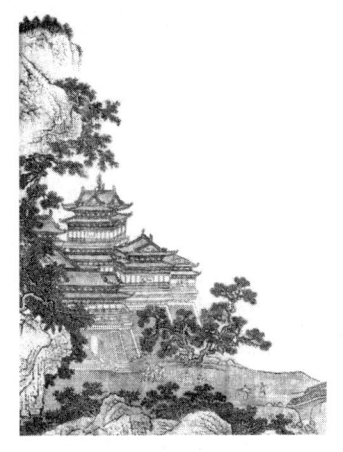

【译文】

　　所谓"虚则实之"的意思，是说当寸口的脉象虚弱时，就应当用补法；"满则泄之"的意思，是说当寸口的脉象满盛时，应当用泻法；"宛陈则除之"的意思，是指排除血脉中的瘀血。"邪胜则虚"的意思，是说如果各经邪盛的，都泻其邪气；"徐而疾则实"的意思，是说徐缓进针而疾速出针是补法；"疾而徐则虚"的意思，是说疾速进针而徐缓出针是泻法。"言实与虚若有若无"的意思，是说实是针下有得气感、虚是没有得气感；"察后与先若亡若存"的意思，是说气脉的虚实以及补泻的先后顺序，探察其气已经除去还是存留。"为虚与实若得若失"的意思，是说采用补法使正气布满病人因而感觉到若有所得，采用泻法使病人怯懦感觉若有所失。

【原文】

　　夫气之在脉也邪气在上者，言邪气之中人也高，故邪气在上也；浊气在中者，言水谷皆入于胃，其精气上注于肺，浊溜于肠胃，若寒温不适，饮食不节，而病生于肠胃，故命曰浊气在中也；清气在下者，言清湿地气之中人也，必从足始，故曰清气在下也。针陷脉则邪气出者，取之上；针中脉则浊气出者，取之阳明合也；针太深则邪气反沉者，言浅浮之病，不欲深刺也，深则邪气从之入，故曰反沉也。皮肉筋脉各有所处者，言经络各有所主也；取五脉者死，言病在中，气不足，但用针尽大泻其诸阴之脉也；取三脉者恇，言尽泻三阳之气，令病人恇然不复也。夺阴者死，言取尺之五里五往者也；夺阳者狂，正言也。

【译文】

"气之在脉也邪气在上"的意思，是说邪气侵入人体，风寒外邪侵害头部，所以说邪气在上；"浊气在中"的意思，是说人的饮食都入于胃，其精气上输于肺，浊物则留在肠胃，如果不能适应寒温气候的变化，饮食不加节制，就会导致肠胃发生疾病，所以说浊气在中；"清气在下"的意思，是说清冷寒湿的地气侵袭人体，必然先从足部开始，所以说清气在下。"针陷脉则邪气出"的意思，是指要从头部取穴治病；"针中脉则浊气出"的意思，是指应取足阳明胃经的合穴足三里穴进行治疗；"针太深则邪气反沉"的意思，是指表浅部位的疾病，不要深刺，如果深刺了反会使邪气随针内陷而深入，所以说"反沉"。"皮肉筋脉各有所处"的意思，是说各个经络都与一定的部位的疾病相关联；"取五脉者死"的意思，是说病在内脏而五脏之气不足，反而用针在五脏的各条阴经上猛泻其气的行为会导致疾病不治；"取三脉者恇"的意思，是说尽泻六腑的三阳经之气，使病人精神胆怯畏惧而不易恢复。"夺阴者死"的意思，是说如果取尺泽后的五里穴连泻五次则疾病不治；"夺阳者狂"的意思，是指如果误泻了三阳经的正气，就会使人发狂。

【原文】

睹其色，察其目，知其散复，一其形，听其动静者，言上工知相五色于目，有知调尺寸小大缓急滑涩，以言所病也。知其邪正者，知论虚邪与正邪之风也①。右主推之、左持而御之者，言持针而出入也。气至而去之者，言补泻气调而去之也；调气在于终始一者，持心也。节之交三百六十五会者，络脉之渗灌诸节者也②。

【注释】

①虚邪与正邪：《素问·八正神明论》说："虚邪者，八正之虚，邪

气也";"正邪者,身形若用力汗出,腠理开,逢虚风"。即四时八节之时乘虚而侵入人体的贼风,叫做虚邪;因身体用力汗出,肌肤的腠理开泄而遭受的风邪,叫做正邪。

②渗灌:渗透,灌注。

【译文】

"睹其色,察其目,知其散复,一其形,听其动静"的意思,是说高明的医生懂得观察患者的面部和眼睛颜色的变化,通过诊察尺脉和寸口脉的小大、缓急、滑涩,然后用来确诊究竟是哪种疾病。"知其邪正"的意思,是指了解疾病到底是由虚邪还是由正邪所引起的。"右主推之、左持而御之"的意思,是说持针的姿态和进针出针时左右两手的不同动作。"气至而去之"的意思,是说施用补泻手法时要使针下得气才可以出针。"调气在于终始一"的意思,是说运针调气的关键在于医生要始终专心一意。"节之交三百六十五会"的意思,是指络脉将气血渗透灌注到全身筋骨肌肉各个部分的节点之处。

【原文】

所谓五脏之气已绝于内者,脉口气内绝不至①,反取其外之病处,与阳经之合,有留针以致阳气,阳气至则内重竭②,重竭则死矣;其死也无气以动,故静。所谓五脏之气已绝于外者,脉口气外绝不至,反取其四末之输,有留针以致其阴气,阴气至则阳气反入,入则逆,逆则死矣;其死也阴气有余,故躁。所以察其目者,五脏使五色循明,循明则声章③;声章者,言声与平生异也。

【注释】

①脉口:就是指诊脉的部位,也叫气口、寸口。"内绝不至"即脉口浮虚,按之没有反应,是指脏气很虚的症状。下文"外绝不至"与之相反,是指阳虚的症状。

②重竭:加重衰竭。

③循明则声章:颜色鲜明,声音高而清晰。

【译文】

所谓"五脏之气已绝于内"的意思,是说病人的脉口微弱无根、按之而无,属于脏气很虚的症状,治疗时反而从外在病所之处与阳经的合穴,用留针的方法来补益阳气,就会使其阳亢之气更胜而内脏的阴气更加衰竭,五脏精气加重衰竭,就会导致死亡;其临死时,因为无气以动,所以表现得很安静。所谓"五脏之气已绝于外"的意思,是说病人的脉口沉弱,轻按似无,属于阳气衰绝的重症,治疗时反而选取在四肢末梢部位的输穴,用留针的方法来补益内在的阴气,阴气盛就会使阳气反向而入,阳气内入就会发生厥逆之病,发生厥逆就会导致死亡。其临死时,因为阴气有余,所以表现得很烦躁。之所以要"察其目",是因为五脏六腑的精气上注于目,才能使目光的色泽鲜明。色泽鲜明,其声音必然洪亮清晰;所谓声音洪亮清晰的意思,是说当下他所发出的声音和正常时是不同的。

根结第五　法音

【提要】

本篇节选论述了阴阳之道和补泄之法,解析了针刺之时正确把握气的逆顺的重要性和必要性,提示读者医生的水平高下相差很大,不可不慎重选择。

【原文】

岐伯曰:天地相感,寒暖相移,阴阳之道,孰少孰多?阴道偶,阳道奇。发于春夏,阴气少,阳气多,阴阳不调,何补何泻?发于秋冬,阳气少,阴气多,阴气盛而阳气衰,故茎叶枯槁,湿雨下归,阴阳相移,何泻何补?

奇邪离经,不可胜数,不知根结,五脏六腑,折关败枢,开阖而走,阴阳大失,不可复取。九针之玄,要在终始。故能知终始,一言而毕,不知终始,针道咸绝。

【译文】

岐伯说：天地之气相互感应，寒暖气候也交相推移，阴阳之道，谁多谁少？阴道为偶数，阳道为奇数。病发在春夏之季的，阴气少而阳气多，如果阴阳不调，什么该补、什么该泄？病发在秋冬季的，阳气少而阴气多，由于此时阴气盛而阳气衰，因此草木的茎叶枯萎凋落，湿雨一直会下渗到根部，表现在疾病上就是阴阳相移，什么该补、什么该泄？

异常的邪气侵入经络，所引起的疾病是难以胜数的，如果不了解疾病的起因和现状以及与五脏六腑的关系，就会导致各个关口和枢机败坏失灵，精气外泄，阴阳极度失调，病就难治了。九针的妙用，关键在于经脉的起止。所以了解了经脉的起止，针刺的道理一说就清楚了；如果不知道经脉的起止，针刺的道理就难以与之沟通了。

【原文】

黄帝曰：形气之逆顺奈何？

岐伯曰：形气不足，病气有余，是邪胜也，急泻之；形气有余，病气不足，急补之；形气不足，病气不足，此阴阳气俱不足也，不可刺之，刺之则重不足，重不足则阴阳俱竭，血气皆尽，五脏空虚，筋骨髓枯，老者绝灭，壮者不复矣；形气有余，病气有余，此谓阴阳俱有余也，急泻其邪，调其虚实。故曰：有余者泻之，不足者补之，此之谓也。

故曰：刺不知逆顺，真邪相搏。满而补之，则阴阳四溢，肠胃充郭，肝肺内䐜①，阴阳相错。虚而泻之，则经脉空虚，血气竭枯，肠胃聂辟②，皮肤薄著③，毛腠夭膲④，予之死期。

故曰：用针之要，在于知调阴与阳。调阴与阳，精气乃光，合形与气，使神内藏。

故曰：上工平气，中工乱脉，下工绝气危生。

故曰：下工不可不慎也，必审五脏变化之病，五脉之应，经络之实虚，皮之柔粗，而后取之也。

【注释】

①内膜（chēn）：里边胀起。
②聂辟：有折叠。
③薄著：肌肉消瘦皮包骨头。
④夭膲：枯焦憔悴。

【译文】

黄帝说：人体的形气的逆顺情况是怎样的呢？

岐伯说：形气不足，病气有余，是邪气盛，就急泄其邪气；若形气有余，病气不足，就急补其正气；形气不足，病气也不足，就是阴阳之气都不足了，不能用针刺，否则会更加不足，加重不足就会导致阴阳俱竭，气血耗尽，五脏空虚，筋骨枯槁，其结果是老年人会死亡，壮年人也难以复原；形气有余，病气也有余，这就是阴阳之气都有余了，就急泄其邪气，以调其虚实。所以说：凡是有余的用泄法，不足的用补法，说的就是这个道理。

所以说：凡是针刺，如果不懂得逆顺补泄的道理，就会导致正气与邪气相搏。如果气实却用了补法，就会导致阴阳之气满溢，邪气也会充塞大肠和胃，肝肺之内发生胀满，阴阳之气错乱。若气虚却用了泄法，就会使经脉空虚，气血耗损枯竭，肠胃松弛折叠，肌肉消瘦皮包骨，毛发肌理枯焦憔悴，以此便可以预见离死期不远了。

所以说：运用针法的要领，在于懂得调和阴阳。调和好了阴阳，精气就充足，形体与神气就能相合，便能使神气内藏而不会泄了。

所以说：高明的医生能够调理阴阳之气使之平衡，一般的医生会常扰乱经脉运行，粗浅的医生则可能危害人的生命。

所以说：粗浅的医生不可不审慎。一定要审察五脏的病情变化和五脏脉象的感应情况以及经络的虚实情况和皮肤的柔粗情况，然后才能进行治疗。

终始第九　法野

【提要】

本篇节选论述针刺之道，必须首先谨慎地顺应天道，以经脉为纲纪。

【原文】

凡刺之道，毕于《终始》，明知终始，五脏为纪，阴阳定矣。阴者主脏，阳者主腑；阳受气于四末，阴受气于五脏。故泻者迎之，补者随之。知迎知随，气可令和；和气之方，必通阴阳：五脏为阴，六腑为阳。传之后世，以血为盟①。敬之者昌，慢之者亡；无道行私②，必得天殃③。

谨奉天道，请言终始。终始者，经脉为纪。

【注释】

①以血为盟：歃血盟誓，用来表示这些道理的重要性。
②无道行私：不明大道而自以为是。
③天殃：夭折祸害。

【译文】

大凡针刺的原理，全都在《终始》篇之中，要明确了解终始的含义，就必须以五脏为纲纪，从而确定阴经阳经的关系。阴经主五脏，阳经主六腑；阳经承接四肢的脉气，阴经承接五脏的脉气。所以，采用泻法时要迎而泻之，采用补法时要随而济之。懂得迎随补泻的要领，就可以使脉气调和；而调和脉气的方法，必须弄通阴阳的要点：五脏为阴，六腑为阳。如果要将这些道理传于后世，传授时要歃血盟誓。敬重它就会发扬光大，怠慢它就会隐匿消亡；不明大道而自以为是，必然会夭折遭殃。

谨慎地顺应天道，请让我说说关于始终的道理。所谓始终，就是以经脉为纲纪。

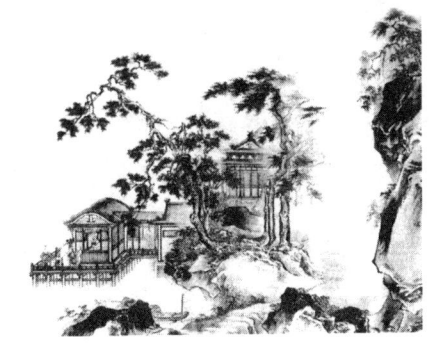

营卫生会第十八

【提要】

本篇节选回答了人的精气从何而来和阴阳之气的交会问题,解释了什么是营卫以及营卫的功能。

【原文】

黄帝问于岐伯曰:人焉受气?阴阳焉会?何气为营?何气为卫?营安从生?卫于焉会?老壮不同气,阴阳异位,愿闻其会。

岐伯答曰:人受气于谷,谷入于胃,以传于肺,五脏六腑,皆以受气。其清者为营,浊者为卫。营在脉中,卫在脉外,营周不休,五十而复大会,阴阳相贯,如环无端。卫气行于阴二十五度,行于阳二十五度,分为昼夜。故气至阳而起,至阴而止。故曰:日中而阳陇为重阳①,夜半而阴陇为重阴。故太阴主内,太阳主外,各行二十五度,分为昼夜。夜半为阴陇,夜半后而为阴衰,平旦阴尽而阳受气矣②。日中而阳陇,日西而阳衰,日入阳尽而阴受气矣。夜半而大会,万民皆卧,命曰合阴;平旦阴尽而阳受气。如是无已,与天地同纪③。

黄帝曰:老人之不夜瞑者,何气使然?少壮之人,不昼瞑者,何气使然?

岐伯答曰:壮者之气血盛,其肌肉滑,气道通,营卫之行不失其常,故昼精而夜瞑④。老者之气血衰,其肌肉枯,气道涩,五脏之气相搏,其营气衰少而卫气内伐,故昼不精,夜不瞑。

【注释】

①阳陇:阳气隆盛。
②平旦:黎明时分。
③与天地同纪:指营卫两气日夜运行不止,如同天地日月运转一样是有规律的。

④昼精：指白天精力充沛。

【译文】

黄帝问岐伯说：人体的精气从何而受？阴阳之气在哪里交会？什么气叫"营"？什么气叫"卫"？营是怎样生成的？卫是怎样和营相会的？老年人与壮年人的气不同，昼夜之气运行的位置各异，请你讲讲交会的情况。

岐伯答道：人的精气得之于饮食，饮食入胃，其精微之气上传到肺，五脏六腑都因此而得到精气的供养。其中的清气是"营"，浊气是"卫"。营气运行于经脉之内，卫气运行于经脉之外，而且绕着周身运行不息，各自运行五十周次而后大会，阴阳互相贯通，终而复始，如圆环一样没有开头和结尾。卫气运行于阴分二十五周次，又运行于阳分二十五周次，分别运行在白天和黑夜。所以气行到阳分为起始，行到阴分为终止。所以说：中午阳气隆盛时叫做"重阳"，夜半阴气隆盛时叫做"重阴"。所以太阴主管人体内部，太阳主管人体外表。营卫在其中各运行二十五周次，也是以昼夜来划分。夜半是阴气最隆盛的时候，夜半后阴气就逐渐衰减，到黎明时分阴分之气就尽了，而阳分开始受气。中午是阳气最隆盛的时候，日头西斜，阳气就逐渐衰减，到日落时，阳气就尽了，而阴分开始受气。在半夜的时候，阴阳之气相会合，此时人们均已入睡，称之为"合阴"；到黎明时分则阴气已尽，而阳分开始受气。如此循环不息，和天地阴阳与昼夜的变化规律相一致。

黄帝说：老年人在夜间不易熟睡，是什么气使他们这样的？壮年人在白天不想睡，又是什么气使他们这样的？

岐伯答道：壮年人的气血旺盛，肌肉滑利，气道通畅，营卫的运行不失常，所以白天的精力充沛，晚上睡得很好。老年人的气血衰弱，肌肉干瘦，气道滞涩，五脏之气已经耗损，他们的营气衰少、卫气缺乏，所以白天精神不振，晚上也不能熟睡。

师传第二十九

【提要】

本篇介绍了先师在行医过程中传授的宝贵经验，每一条都非常实用而且重要。

【原文】

黄帝曰：余闻先师，有所心藏，弗著于方①。余愿闻而藏之，则而行之，上以治民，下以治身，使百姓无病，上下和亲，德泽下流，子孙无忧，传于后世，无有终时。可得闻乎？

岐伯曰：远乎哉问也。夫治民与自治，治彼与治此，治小与治大，治国与治家，未有逆而能治之也，夫惟顺而已矣。顺者，非独阴阳脉论气之逆顺也，百姓人民皆欲顺其志也。

黄帝曰：顺之奈何？

岐伯曰：入国问俗，入家问讳②，上堂问礼，临病人问所便③。

【注释】

①方：古代记载文字的木板，指经籍资料。

②讳：忌讳。

③所便：相宜之意。指居住、饮食、心情、好恶、动静以及冷暖等是否适宜。

【译文】

黄帝说：我听说先师有些心得，没有记载到经籍中，我愿意听取这些，把它珍藏起来，并作为准则加以奉行。这样，上可以用来治民，下可以用来保身，而且使百姓免受疾病之苦，上下和睦亲密，恩德惠及天下，子孙后代无忧，永远流传不中断。你可以讲给我听吗？

岐伯说：您的所问很深远啊！无论治民还是治身、治此还是治彼、治理大事还是小事、治国还是治家，没有逆行而能治好的，只有顺行而已。所谓的顺行，不仅仅是指阴阳、经脉、气血循行的顺逆，更重要的是百姓人民的情志要顺啊。

黄帝问：怎样才能做到顺呢？

岐伯说：进入一个国家，要问当地的风俗；到了一个家庭，要问人家的忌讳；进入别人的堂屋，要问清礼节；临床看病时，要问清病人所适宜的事项。

【原文】

黄帝曰：便病人奈何？

岐伯曰：夫中热消瘅①则便寒，寒中之属则便热。胃中热则消谷，令人县心善饥②，脐以上皮热。肠中热，则出黄如糜，脐以下皮寒。肠中寒，则肠鸣飧泄。胃中寒，肠中热，则胀而且泄。胃中热，肠中寒，则疾饥，小腹痛胀。

黄帝曰：胃欲寒饮，肠欲热饮，两者相逆，便之奈何？且夫王公大人血食之君③，骄恣从欲，轻人，而无能禁之，禁之则逆其志，顺之则加其病，便之奈何？治之何先？

岐伯曰：人之情，莫不恶死而乐生，告之以其败，语之以其善，导之以其所便，开之以其所苦，虽有无道之人，恶有不听者乎？

黄帝曰：治之奈何？

岐伯曰：春夏先治其标，后治其本；秋冬先治其本，后治其标。

黄帝曰：便其相逆者奈何？

岐伯曰：便此者，食饮衣服，亦欲适寒温，寒无凄怆④，暑无出汗。食饮者，热无灼灼、寒无沧沧⑤，寒温中适。故气将持，乃不致邪僻也。

【注释】

①消瘅：即消渴病，此处指多食易饥。
②县：同"悬"。
③血食：指享受牺牲祭品，此处指吃荤。
④凄怆：寒凉。
⑤沧沧：苍凉寒冷之意。此处指饮食过凉。

【译文】

黄帝说：怎样才能使病人感到舒适呢？

岐伯说：因为内热而导致病人患上多食易饥的消渴病，用寒治就会感到舒适；属于寒邪内侵一类的病，用热治就会感到舒适；胃中有热，则消化食物快，使人心有空悬之感而常感饥饿；肚脐以上的腹部皮肤有发热感，是肠中有热，排泄的粪便是黄色的如小米粥一样；肚脐以下小腹部有发寒的感觉，是肠中有寒，则会出现肠鸣腹泻；胃中有寒，肠中有热，则表现为腹胀而且泄泻；胃中有热，而肠中有寒，则表现为易饥饿而小腹胀痛。

黄帝说：胃热想要喝凉饮，肠寒想要喝热饮，二者相互矛盾，怎样做才是合适的呢？还有那些王公大人位居高位享受着肉食厚禄、生活优裕的人，骄横自大、随心所欲而轻视别人，从来不肯接受别人的规劝，禁止他便是违背他的意愿，顺从他的意愿却会加重他的病情，怎样做才是合适的呢？又该从何着手治病呢？

岐伯说：人之常情，莫不是恶死而乐生。坦诚告诉他们哪些是有危害的，引导他们遵从与病情相适宜的做法，开导他们以解除心中的痛苦，即使再不通情达理的人，哪里还能不听从劝告呢？

黄帝说：怎样治疗呢？

岐伯说：春夏之际，应先治其标，而后再治其本；秋冬之际，应先治其本，而后治其标。

黄帝说：对于那种互相矛盾的情况，应当如何做才合适呢？

岐伯说：为了适宜这种情况，对于病人的饮食起居和衣服，也要根据天气变化而予以调整使之适应。天冷时不受凉，天热时不出汗，饮食时热而不烫、寒而不冷，寒热适中。这样，真气就能固守于内，邪气就不会进一步侵害了。

五癃津液别第三十六

【提要】

本篇将五谷所生化的津液分而为五，分别为溺与气、汗水、眼泪、唾液、水胀，并分析了它们各自生成的原因与五脏六腑的关系。

【原文】

黄帝问于岐伯曰：水谷入于口，输于肠胃，其液别为五：天寒衣薄，则为溺与气；天热衣厚，则为汗；悲哀气并，则为泣；中热胃缓，则为唾；邪气内逆，则气为之闭塞而不行①，不行则为水胀。余知其然也，不知其何由生。愿闻其道。

岐伯曰：水谷皆入于口，其味有五，各注其海，津液各走其道。故三焦出气，以温肌肉，充皮肤，为其津；其流而不行者为液。

天暑衣厚则腠理开，故汗出，寒留于分肉之间，聚沫则为痛；天寒则腠理闭，气湿不行，水下留于膀胱，则为溺与气。

五脏六腑，心为之主，耳为之听，目为之候，肺为之相，肝为之将，脾为之卫，肾为之主外。故五脏六腑之津液，尽上渗于目。心悲气并，则心系急；心系急，则肺举；肺举，则液上溢。夫心系与肺，不能常举，乍上乍下，故咳而泣出矣。

中热则胃中消谷，消谷则虫上下作；肠胃充郭，故胃缓；胃缓则气逆，故唾出。

五谷之津液，和合而为膏者，内渗入于骨空，补益脑髓，而下流于阴股②。阴阳不和，则使液溢而下流于阴，髓液皆减而下；下过度则虚，虚故腰背痛而胫酸。

阴阳气道不通，四海闭塞③，三焦不泻，津液不化，水谷并行肠胃之中，别于回肠④，留于下焦，不得渗膀胱，则下焦胀，水溢则为水胀。此津液五别之逆顺也。

【注释】

①不行：不通畅，行不通。
②阴股：阴，阴部；股，大腿、下肢。
③四海：指人体之髓海、血海、气海和水谷之海，分别是脑为髓海、冲脉为血海、膻中为气海、胃为水谷之海。
④回肠：人体小肠的末段。

【译文】

黄帝问岐伯说：饮食从口而入，输送到肠胃，其化生的津液分别为五:当天寒而衣薄时,就变为小便与气;当天热而衣厚时,就成为汗液;当遇悲哀伤痛一起时,则为眼泪;当中腹部有热,胃功能弛缓时,就为唾液;当邪气逆行,则气机闭塞不通,水气不通便滞留而为水胀。这些现象,我虽然知道,但还不知道究竟是怎样生成的。请教其中的道理。

岐伯说:饮食都从口入,它化生五种味道,各归其所属的脏器,津液也随之各走其道。所以三焦输出其气,用来温养肌肉,滋养皮肤,成为"津";那些留而不去的就是"液"。

天气热而衣服又厚,则肌体的腠理开张,故而汗出;如果寒气滞留于分肉之间,凝聚津液为沫就会引起疼痛;天寒时腠理收缩紧密,湿气不能排泄,向下流于膀胱,就成为小便与气。

五脏六腑,以心为主宰,耳为听觉,眼主察看,肺如同宰相,肝就像将军,脾作为护卫,肾脏维护形体以主持对外事务。所以五脏六腑的津液,都向上渗注于眼睛。当人有悲哀,心气杂合之时,心系就会发急,心系发急就使肺叶上举,肺叶上举就使津液向上泛溢。但心系和肺部,不能长时间上举,而是忽上忽下,所以发生咳嗽而流泪了。

中腹部有热,胃中消化谷物就快,消化谷物时肠中寄生虫就上下蠕动,于是肠胃胀实而胃的活动变缓,胃缓就发生气逆上行,所以唾液随之而出。

五谷的津液,互相融合而成为脂膏,向内渗注进入骨孔,上行补充增益脑髓,向下流于阴部。如果阴阳不和,则使津液下流于阴窍,髓液也减少往下流,流泄过度则使真阴亏虚,亏虚则腰背疼痛、腿部酸软。

如果阴阳气道不通,则人体的四海闭塞,三焦不能输泄,津液不能化生,所饮所食并聚于肠胃之中,别出于人的回肠,停留在下腹部,不能渗入膀胱,则下焦胀满,水液过多则为水胀。这就是津液分别为五而产生的正常与反常情况。

阴阳清浊第四十

【提要】

本篇说明人体的精气由于来源不同,故有清浊之分。阴经中的气清,阳经中的气浊。但浊者有清,清者有浊,清者气滑,浊者气涩。因此与之相应的刺法就有不同。

【原文】

黄帝曰：余闻十二经脉以应十二经水者，其五色各异，清浊不同，人之血气若之，应之奈何？

岐伯曰：人之血气，苟能若一，则天下为一矣，恶有乱者乎？

黄帝曰：余问一人，非问天下之众。

岐伯曰：夫一人者，亦有乱气；天下之众，亦有乱人，其合为一耳。

黄帝曰：愿闻人气之清浊。

岐伯曰：受谷者浊，受气者清；清者注阴，浊者注阳；浊而清者，上出于咽；清而浊者，则下行。清浊相干，命曰乱气。

黄帝曰：夫阴清而阳浊，浊者有清，清者有浊，清浊别之奈何？

岐伯曰：气之大别：清者上注于肺，浊者下走于胃。胃之清气，上出于口；肺之浊气，下注于经，内积于海。

黄帝曰：诸阳皆浊，何阳浊甚乎？

岐伯曰：手太阳独受阳之浊，手太阴独受阴之清。其清者上走空窍，其浊者下行诸经。诸阴皆清，足太阴独受其浊。

黄帝曰：治之奈何？

岐伯曰：清者其气滑，浊者其气涩，此气之常也。故刺阴者，深而留之；刺阳者，浅而疾之；清浊相干者，以数调之也。

【译文】

黄帝说：我听说人体的十二经脉与地上的十二经水相应，经水它们的颜色各不一样，清浊也各不相同，人身的血气如果都像那样的话，那怎样与之对应呢？

岐伯说：人体内的血气，如果能够一样的话，那么天下的人也就变成一个人那样了,哪里还会发生变乱呢?

黄帝说:我问的是一个人的事情,并不是问天下众人的事情!

岐伯说:说一个人,他的体内有乱气;天下众多的人,也有乱气,其道理都是一样的。

黄帝说:我想听听人气的清浊情况。

岐伯说:人所受的谷物之气为浊气,所受的气化之气为清气;清气注入于阴经,浊气输入阳经;浊气之中的清气上出于咽喉,清气之中的浊气则可以下行。如果清气与浊气运行失调互相干扰,就叫做"乱气"。

黄帝说:阴清而阳浊,浊气之中有清气,清气之中有浊气,那么怎样来分别清气与浊气呢?

岐伯说:气的重要区别是:清气是上注于肺脏的,浊气是下而走入胃腑的。胃腑所含的清气,上升出于口;肺脏所含的浊气,又下注于经脉,内积于气海之中。

黄帝说:所有阳经都是浊的,哪一经的浊气为最重呢?

岐伯说:只有手太阳小肠经所受的浊气最重,只有手太阴肺经所受的清气最多。清气上走于孔窍,浊气下行于诸经。诸阳经中都会有清气,阴经中只有足太阴脾经清中有浊。

黄帝说:怎样调治呢?

岐伯说:受清气的其气滑利,受浊气的其气滞涩,这是气的正常情况。所以刺阴经时要深刺而留针;刺阳经时要浅刺而快出针。如果清浊之气互相干扰的,就要多次试针,分别予以调治。

淫邪发梦第四十三

【提要】

淫邪,系指亢盛的邪气。本篇主要论述因为淫邪之气扰乱脏腑而形成的梦境表现。

【原文】

黄帝曰:愿闻淫邪泮衍①,奈何?

岐伯曰:正邪从外袭内②,而未有定舍,反淫于脏,不得定处,与营卫俱行,而与魂魄飞扬,使人卧不安而喜梦;气淫于腑,则有余于外,不足于内;气淫于脏,则有余于内,不足于外。

黄帝曰:有余不足,有形乎?

岐伯曰:阴气盛,则梦涉大水而恐惧;阳气盛,则梦大火而燔焫③;阴阳俱盛,则梦相杀。上盛,则梦飞;下盛,则梦堕。甚饥,则梦取;甚饱,则梦予。肝气盛,则梦怒;肺气盛,则梦恐惧、哭泣;心气盛,则梦善笑;脾气盛,则梦歌乐、身体重不举;肾气盛,则梦腰脊两解不属。凡此十二盛者,至而泻之,立已。

厥气客于心,则梦见丘山烟火;客于肺,则梦飞扬,见金铁之奇物;于肝,则梦山林树木;客于脾,则梦见丘陵大泽,坏屋风雨;客于肾,则梦临渊,没居水中;客于膀胱,则梦游行;客于胃,则梦饮食;客于大肠,则梦田野;客于小肠,则梦聚邑冲衢;客于胆,则梦斗讼自刳④;客于阴器,则梦接内;客于项,则梦斩首;客于胫,则梦行走而不能前,及居深地窌苑中⑤;客于股肱,则梦礼节拜起;客于胞䐈⑥,则梦溲便。凡此十五不足者,至而补之,立已也。

【注释】

①泮(pàn)衍:分散,流布。

②正邪:对于人的身心产生影响的各种因素,如情志、温饱、劳逸等。

③燔焫(fánruò):焚烧,点燃。

④斗讼自刳(kū):争斗、打官司,自杀。自刳,剖腹自杀或自残。

⑤窌(jiào):地窖。

⑥胞䐈(chī):尿泡,直肠。

【译文】

黄帝说:我想听听淫邪之气在人体内的流散,怎么样?

岐伯回答说:邪气从外侵入体内,没有固定的侵犯部位,反而浸润扩散到内脏，没有稳定而定居处，与营气、卫气一起在流行，随着魂魄一起飞扬，使人睡卧不得安宁而且喜欢做梦。如果邪气侵犯六腑，就会使在外的阳气过盛，而在里的阴气就不足。如果邪气侵犯五脏，就会使在里的阴气过盛，而在外的阳气就不足。

黄帝问：阴气阳气的有余或不足，有具体表现吗？

岐伯答道：阴气盛，就会梦见涉大水渡河并感到恐惧；阳气盛，就会梦见大火并点燃焚烧的景象；阴气和阳气都盛，就会梦见相互厮杀。人体上部邪气盛，就梦见身体在天空飞腾；人体下部邪气盛，就梦见身体向下坠落。过度饥饿的时候，就会梦见向人索要东西；过饱的时候，就会梦见送给别人东西。肝气盛，就会梦见愤怒；肺气盛，就会梦见恐惧、哭泣；心气盛，就会梦见喜笑；脾气盛，就会梦见歌唱奏乐，而且身体沉重不能起来；肾气盛，就会梦见腰脊分离而不相连。以上所谈的这十二种气盛的情形，去找到相应的部位进行刺泻，立即就能消除。

逆邪之气侵入心脏，就会梦见山丘烟火弥漫；侵入肺脏，就会梦见自己飞腾跳越，看到金铁之类少见的东西；侵入肝脏，就会梦见山林树木；侵入脾脏，就会梦见丘陵和大湖，或者破烂房屋以及风雨；侵入肾脏，就会梦见站在深渊的边沿或浸没在水中；侵入膀胱的，就会梦见自己游荡；侵入胃的，就会梦见饮食；侵入大肠的，就会梦见田野；侵入小肠的，就会梦见人流聚集的城镇和交通要道；侵入胆的，就会梦见同人争斗、诉讼或自杀；侵袭到生殖器的，就会梦见性交；侵袭到颈项的，就会梦见被杀头；侵袭到小腿的，就会梦见想走路而不能前行，或被困在地窖、园林中；侵袭到大腿的，就会梦见行礼跪拜；侵袭到尿泡和直肠的，就会梦见大便、小便。以上所谈这十五种正气不足的情况，去找到相应的部位进行针补，立即就会消除。

五变第四十六

【提要】

本篇主要论述人的体质和发病的关系，以风肿汗出、消瘅、寒热、留痹、积聚五种疾病为例，说明导致发病的原因和诊候方法。

【原文】

黄帝问于少俞曰：余闻百疾之始期也，必生于风雨寒暑，循毫毛而入腠理，或复还，或留止，或为风肿汗出①，或为消瘅，或为寒热，或为留痹，或为积聚，奇邪淫溢，不可胜数。愿闻其故。夫同时得病，或病此，或病彼，意者天之为人生风乎，何其异也？

少俞曰：夫天之生风者，非以私百姓也，其行公平正直，犯者得之，避者得无殆，非求人而人自犯之。

黄帝曰：一时遇风，同时得病，其病各异，愿闻其故。

少俞曰：善乎哉问！请论以比匠人。匠人磨斧斤、砺刀削斫材木，木之阴阳，尚有坚脆，坚者不入，脆者皮弛，至其交节，而缺斤斧焉。夫一木之中，坚脆不同，坚者则刚，脆者易伤，况其材木之不同，皮之厚薄，汁之多少，而各异耶。夫木之早花先生叶者，遇春霜烈风，则花落而叶萎；久曝大旱，则脆木薄皮者，枝条汁少而叶萎；久阴淫雨，则薄皮多汁者，皮溃而漉；卒风暴起，则刚脆之木枝折杌伤②；秋霜疾风，则刚脆之木，根摇而叶落。凡此五者，各有所伤，况于人乎！

黄帝曰：以人应木，奈何？

少俞答曰：木之所伤也，皆伤其枝。枝之刚脆而坚，未成伤也。人之有常病也，亦因其骨节皮肤腠理之不坚固者，邪之所舍也，故常为病也。

【注释】

①风肿汗出：指以水肿、汗出为主要表现的病。
②杌（wù）伤：摇动使之枝杈尽断。

【译文】

黄帝问少俞说：我听说百病开始的时候，必定由风、雨、寒、暑等天气的变化所引起,邪气便沿着毫毛而侵入腠理,有的能够复出,有的停留体内,有的形成风肿汗出,有的形成消瘅,有的形成寒热,有的形成痹,有的形成积聚,诸如此类因为反常的天气而浸淫人体形成的病邪,数不胜数。希望听你讲讲其中的缘故。至于那些同时得病,有的患这种病,有的患另一种病,我想上天是针对不同的人而产生不同的风吧,否则,为何会出现这种不同呢?

少俞说:大凡上天生成的邪风,并不偏私哪一种人,它的运行公平正直。凡是冒犯了它的就会得病,避开了它的就不会有危险,这不是邪气出来伤人,而是人自己触犯了邪气而遭到伤害。

黄帝说:一些人在同一时间遭遇邪风,又同时得了病,可是他们的病症各不相同,希望听你讲讲其中的缘故。

少俞说:这个问题很好!请让我以匠人作个比喻论述吧。匠人磨砺斧斤刀锯用来砍伐木材,因为树木的阴阳面还有坚脆的不同,坚实的一面刀斧不容易砍入,脆弱的一面皮松木软容易砍入,遇到有节的地方更坚硬,甚至会把刀斧的锋口都砍缺了。同一种木材中,有坚脆的不同,坚硬的就刚强,脆弱的就易伤,何况是那不同的木材,它们皮的厚薄、汁的多少,都不相同呀。大凡树木花开得早而且叶子先生的,遇到春霜和大风,就会花落而叶萎;如果遭受长久的干旱日晒,那些性脆皮薄的树木,就会枝条少汁而叶萎;如果遇到长时间的天阴下雨,那些皮薄汁多的树木,就会外皮溃烂而渗水;假使突然起了暴风,那些木质刚脆的树木,就会树枝折断、枝权摇落;如果遇到秋霜疾风,那些木质刚脆的树木,就会根部摇动而叶落。上述五种情况,也是各有所伤,何况人呢?

黄帝说:将人与树木相比,是怎样的呢?

少俞答道:树木所受的伤,都是伤其树枝。那些树枝刚强而坚实的,未必就会受伤。人所容易患病的,也是那些骨节、皮肤、腠理不坚固的人,易于受到邪气侵犯并羁留其中,所以就常常容易生病。

【原文】

黄帝曰:人之善病风厥漉汗者[①],何以候之?

少俞答曰:肉不坚,腠理疏,则善病风。

黄帝曰:何以候肉之不坚也?

少俞答曰：䐜肉不坚②，而无分理。理者粗理，粗理而皮不致者，腠理疏。此言其浑然者。

黄帝曰：人之善病消瘅者，何以候之？

少俞答曰：五脏皆柔弱者，善病消瘅。

黄帝曰：何以知五脏之柔弱也？

少俞答曰：夫柔弱者，必有刚强，刚强多怒，柔者易伤也。

黄帝曰：何以候柔弱之与刚强？

少俞答曰：此人薄皮肤而目坚固以深者，长冲直扬，其心刚，刚则多怒，怒则气上逆，胸中蓄积，血气逆留，䯏皮充肌，血脉不行，转而为热，热则消肌肤，故为消瘅。此言其人暴刚而肌肉弱者也。

黄帝曰：人之善病寒热者，何以候之？

少俞答曰：小骨弱肉者，善病寒热。

黄帝曰：何以候骨之小大、肉之坚脆、色之不一也？

少俞答曰：颧骨者，骨之本也。颧大则骨大，颧小则骨小。皮肤薄而其内无䐜，其臂懦懦然③，其地色炲然④，不与其天同色，污然独异，此其候也。然臂薄者，其髓不满，故善病寒热也。

黄帝曰：何以候人之善病痹者？

少俞答曰：粗理而肉不坚者，善病痹。

黄帝曰：痹之高下有处乎？

少俞答曰：欲知其高下者，各视其部。

黄帝曰：人之善病肠中积聚者，何以候之？

少俞答曰：皮肤薄而不泽，肉不坚而淖泽⑤。如此，则肠胃恶，恶则邪气留止，积聚乃伤。脾胃之间，寒温不次，邪气稍至，稸积留止⑥，大聚乃起。

黄帝曰：余闻病形，已知之矣，愿闻其时。

少俞答曰：先立其年，以知其时，时高则起，时下则殆⑦，虽不陷下，当年有冲通⑧，其病必起。是谓因形而生病。五变之纪也。

【注释】

①风厥：以汗出不止为主要表现的病症。

②䐃（jùn）肉：隆起的肌肉。

③懦懦然：柔弱无力的样子。

④炱（tái）然：灰黑色的样子

⑤淖泽：湿润的样子。

⑥稸（xù）积留止：集聚到一定程度就滞留下来。

⑦时高则起，时下则殆：遇到时运有利的时候病情就好转，遇到时运不利的时候病情就出现危险。

⑧冲通：年运之时与人的气运不和就会发生冲撞而生病。

【译文】

黄帝说：有人容易患上风厥之症而出汗不止，应该怎样诊察呢？

少俞答道：凡是肌肉不坚实，腠理疏松，就容易得风邪病。

黄帝说：怎样看出肌肉不坚实呢？

少俞答道：凡是隆起的肌肉不坚实，而且没有肌理；即使有肌理也比较粗疏，肌理粗疏皮肤也不致密的，腠理就疏松。大致说的就是如此。

黄帝说：有人常患消瘅病，应该怎样诊察呢？

少俞答道：五脏都很柔弱的人，就容易得消瘅病。

黄帝说：怎样知道五脏柔弱呢？

少俞答道：五脏柔弱的人，必定有刚强的心性，心性刚强就多怒，故五脏柔弱的人就容易受到损伤。

黄帝说：怎样诊察五脏柔弱与心性刚强呢？

少俞答道：这种人皮肤薄，但是眼睛坚固深入，眉毛扬起，心性刚烈，心性刚烈就容易发怒，发怒就使气上逆，而积聚在胸中，血气逆行滞留，肌肉皮肤肿胀，血脉不能正常流动，转而郁积成热，热则消耗肌肤，因此成为消瘅。这是指那些性情刚暴而肌肉脆弱的人啊。

黄帝说：有人容易患寒热病，应该怎样诊察呢？

少俞答道：骨骼小而肌肉弱的人，容易患寒热病。

黄帝说：怎样诊察骨骼的小大、肌肉的坚脆和气色的不同呢？

少俞答道：面部的颧骨是骨骼的基本标志。颧骨大则骨骼也大，颧骨小则骨骼也小。皮肤薄而且皮下肌肉没有隆起，臂膊也软弱无力，下巴的气色晦暗无光，与天庭的气色不一致，好像有一层污垢那样异常，这就是诊察的方法。然而，臂部肌肉薄弱的人，其骨髓必不充实，所以容易得寒热病。

黄帝说：怎样诊察容易患痹病的呢？

少俞答道：腠理粗疏而肌肉不坚实，就容易患痹病。

黄帝说：痹病的部位上下有一定的位置吗？

少俞答道：要知道痹病部位的高下，必须探查各个部位的情况。

黄帝说：有人容易患肠中积聚，应该怎样诊察呢？

少俞答道：皮肤薄而缺乏润泽，肌肉不结实而缺乏润泽，这样的话，他的肠胃功能就不好，不好则邪气容易滞留不去，于是形成积聚伤及脾胃的功能。如果脾胃之间的寒温不能适应变化，邪气就悄然侵入，积小成大也会停留其中，最终形成积聚病。

黄帝说：关于病形的情况，我已经知道了，我想听听与时令的关系。

少俞答道：首先要确定那个年份的运势，而且要掌握本年各个时令的特征。凡遇到时运有利的时候病情就好转，遇到时运不利的时候病情就出现危险。即使不是最不利的气候之时，但年运之时与人的气运不和也会发生冲撞而加重病情，其病就会恶化。这就是所谓因为形体素质不同而发生疾病的状况。这是《五变》一章的纲要。

天年第五十四

【提要】

所谓天年，即天赋之年，指人应该享有的寿命。本篇论述了一个人从胚胎生成到诞生，以及十岁、二十岁、三十岁、四十岁、五十岁、六十岁、七十岁、八十岁、九十岁以至百岁每一个阶段的生理状况，系统地揭示了人类从生长到死亡过程的一般规律，说明人生不能终寿的因素是"五脏皆不坚，使道不长"。

【原文】

黄帝问于岐伯曰：愿闻人之始生，何气筑为基①？何立而为楯②？何失而死？何得而生？

岐伯曰：以母为基，以父为楯；失神者死，得神者生也。

黄帝曰：何者为神？

岐伯曰：血气已和，营卫已通，五脏已成，神气舍心③，魂魄毕具，乃成为人。

黄帝曰：人之寿夭各不同，或夭或寿，或卒死或病久，愿闻其道。

岐伯曰：五脏坚固，血脉和调，肌肉解利，皮肤致密，营卫之行，不失其常，呼吸微徐，气以度行，六腑化谷，津液布扬，各如其常，故能长久。

黄帝曰：人之寿百岁而死，何以致之？

岐伯曰：使道隧以长④，基墙高以方⑤，通调营卫，三部三里起，骨高肉满，百岁乃得终。

黄帝曰：其气之盛衰，以至其死，可得闻乎？

岐伯曰：人生十岁，五脏始定，血气已通，其气在下，故好走；二十岁，血气始盛，肌肉方长，故好趋；三十岁，五脏大定，肌肉坚固，血脉盛满，故好步⑥；四十岁，五脏六腑十二经脉，皆大盛以平定，腠理始疏，荣华颓落，发颁斑白，平盛不摇，故好坐；五十岁，肝气始衰，肝叶始薄，胆汁始减，目始不明；六十岁，心气始衰，若忧悲，血气懈惰，故好卧；七十岁，脾气虚，皮肤枯；八十岁，肺气衰，魄离，故言善误；九十岁，肾气焦，四脏经脉空虚；百岁，五脏皆虚，神气皆去，形骸独居而终矣。

【注释】

①基：基础。
②楯（shǔn）：护栏，护卫。
③舍心：藏于心。
④使道：人中沟，指鼻下连接唇部的一道沟。
⑤基墙：指鼻子；也指地阁，即面部的骨骼。此处应该是指鼻子。下文"三部三里"该是指地阁而言。
⑥好步：喜欢跑跳。

【译文】

黄帝问于岐伯说：我想了解人的生命开始时，是以什么为基础？以什么为护卫？失去了什么就要死亡？得到了什么才能生存？

岐伯说：以母亲的血为基础，以父亲的精为护卫。失去了神气就会死亡，得到了神气才能生存。

黄帝问：什么是神气呢？

岐伯说：当血气已经调和，营卫运行通畅，五脏已经形成，神气藏之于心，魂魄完全具备了，就成为人了。

黄帝说：人的寿命各不相同，有夭亡的，有长寿的，有猝然死亡的，有患病很久的，希望听听它的道理。

岐伯说：五脏强健，血脉和顺，肌体通畅无滞，皮肤细密紧凑，营卫的运行不失规矩，呼吸均匀缓慢，阴阳之经气有规律的运行，六腑正常地消化饮食，使津液滋养周身，各个脏腑的功能运营正常，所以生命能够维持长久。

黄帝说：人的寿命可以活到百岁而死，怎么才能达到呢？

岐伯说：人中沟深而且长，鼻子高厚方正，营卫通行顺利，面部的上下竿起、骨骼隆起、肌肉丰满，这种人就能活到百岁而终。

黄帝说：人的血气盛衰，以及从生到死的过程，可以讲给我听吗？

岐伯说：人到十岁的时候，五脏开始健全，血气的运行也畅通，他的经气在下部，所以喜欢蹦蹦跳跳；人到二十岁时，血气开始旺盛，肌肉也正在发达，所以喜欢快走；人到三十岁时，五脏已经发育健全，肌肉坚固，血脉旺盛充满，所以喜欢缓步行走；人到四十岁时，五脏六腑以及十二经脉，都很健全而且已经稳定下来，但腠理开始疏松，颜面的荣华开始衰落，也开始掉头发，鬓发也开始花白，经气运行平稳充足到不能再增加，难以动摇，所以喜欢坐；人到五十岁时，肝气开始衰退，肝叶开始减薄，胆汁也开始减少，两眼开始昏花；人到六十岁时，心气开始衰弱，经常会出现忧愁悲伤之情，血气运行不力而缓慢，所以喜欢躺卧；人到七十岁时，脾气虚弱，皮肤干枯；人到八十岁时，肺气衰弱，魂不守舍，所以言语时常失误；人到九十岁时，肾气枯竭了，其他四脏的经脉也都空虚了；到了百岁时，五脏都已空虚，所藏的神气都消失了，人就只留下了形骸而死亡了。